医学影像技术与诊断

高娜　等主编

吉林科学技术出版社

图书在版编目（CIP）数据

医学影像技术与诊断 / 高娜等主编. -- 长春：吉林科学技术出版社，2023.7

ISBN 978-7-5744-0310-9

Ⅰ.①医… Ⅱ.①高… Ⅲ.①影像诊断 Ⅳ.①R445

中国国家版本馆 CIP 数据核字(2023)第 063084 号

医学影像技术与诊断

主　　编　高　娜等
出 版 人　宛　霞
责任编辑　张　凌
封面设计　史晟睿
制　　版　张灏一
幅面尺寸　185mm × 260mm
开　　本　16
字　　数　300 千字
印　　张　9.5
印　　数　1–1500 册
版　　次　2023年7月第1版
印　　次　2023年10月第1次印刷

出　　版　吉林科学技术出版社
发　　行　吉林科学技术出版社
地　　址　长春市福祉大路5788号
邮　　编　130118
发行部电话/传真　0431-81629529 81629530 81629531
　　81629532 81629533 81629534
储运部电话　0431-86059116
编辑部电话　0431-81629518
印　　刷　廊坊市印艺阁数字科技有限公司

书　　号　ISBN 978-7-5744-0310-9
定　　价　80.00元

前　言

医学影像学在医学诊断领域是一门新兴的学科，不仅在临床的应用上非常广泛，也对疾病的诊断提供了科学且直观的依据，能够更好地配合临床的症状、化验等方面，为最终准确诊断病情起到不可替代的作用；同时在治疗方面也有很好的应用。

随着医学影像学的快速发展，影像设备和诊断方法有了很大的进展，主要体现在数字化X线摄影、多层螺旋CT和高场MRI等技术的广泛应用。有些影像学技术已经被淘汰，一些传统检查方法的应用价值逐渐减弱。本书主要体现在对疾病的认识进一步加深以及对检查技术、诊断原则和影像方法选择等诸方面，力求符合当前医学进展的现状和发展趋势。内容更新使本书具有实用性。在内容选择、文字组织等方面，努力做到循序渐进、概念清楚、重点突出、层次分明、结构严谨、言简意赅，便于学生学习和掌握必要的影像学知识，有利于培养学生科学性思维和分析问题、解决问题的能力，提高教学效果。

由于水平和时间所限，书中难免存在不足之处，为了进一步提高本书的质量，以供再版时修改，我们诚恳地希望广大师生和读者提出宝贵意见。

目 录

第一章　医学影像学概述

第一节　数字X线成像技术

一、计算机X线成像

CR利用传统的X线机，以影像板替代X线胶片作为介质。X线透过人体后照射到IP上。穿透人体的X线量子被IP板成像层的荧光颗粒吸收，释放出电子，其中一部分电子散布在成像层内呈半稳定状态，当用激光照射时，半稳定的电子转变为光量子从而发光，光线被光电管检测形成数字信号，经计算机处理获得图像。

CR的临床应用与传统X线摄影相同，可应用于临床各系统X线成像，以胸部成像效果较好。CR的优点是比传统的X线片提高了图像密度分辨力，降低X线辐射剂量，曝光宽容度加大，能进行图像后处理，数字化图像有利于储存、再现及传输。CR的不足是成像速度慢，不能用于器官动态观察，空间分辨率不如常规X线摄影的图像。

二、数字X线摄影

DR系统采用平板探测器作为载体，X线透过人体后照射到平板探测器上，利用计算机数字化处理，形成数字化矩阵图像。

DR具备CR的基本优点，并克服了CR的不足，临床应用更为广泛。在影像设备上有普通数字X线摄影机，以及胃肠、乳腺、心血管等专用的数字X线摄影设备。

三、数字减影血管造影

1. DSA的基本原理

DSA是将X线电视图像的视频信号转换成数字图像。数字减影主要用时间减影法，其方法是取不含对比剂的影像作蒙片，与一帧充盈对比剂峰值水平的影像构成“减影对”，经计算机处理，清除蒙片信息，只保留具有对比剂信息的结构，这样就能清楚显示所需观察的结构。

2. DSA检查方式

DSA检查分为动脉DSA和静脉DSA，IADSA由于血管成像清楚，对比剂用量少，故较常用。

IADSA法是将导管尖端插入靶动脉开口，团注对比剂。于造影前及整个造影过程中，通过监视器进行观察，根据需要摄片。

3. DSA的临床应用

DSA消除了骨骼及软组织的影像，清楚显示血管及其病变。用选择性或超选择性插管，可很好地显示直径在200μm以下的血管及小病变，可实现血流的动态图像显示，成为功能检查手段。DSA可用较低浓度和较少量的对比剂完成。

DSA适用于显示心脏、脑及全身血管病变。由于CT血管造影及磁共振血管造影在很多疾病的诊断上替代了DSA，DSA主要用于血管介入性治疗。

DSA 设备与技术发展迅速。旋转 DSA 技术在一次造影可以得到动态、实时和多角度的剪影图像。三维 DSA 可获得病变血管的三维影像。

第二节 计算机断层成像

一、基本概念

(一)体素和像素

有一定厚度的成像的体层，可分成若干个体积相同的小的基本单元，称为体素(voxel)，体素是一个三维的概念，是能被 CT 像素扫描的最小的体积单位。

CT 图像是由许多大小相同、密度不等的小单元组成的。我们把组成 CT 图像的基本单元叫作像素(pixel)，像素是体素的投影，是一个二维概念。单位面积内的像素越多，所获得的 CT 图像就越清晰，图像的分辨率也就越高。

(二)矩阵

矩阵(matrix)是像素以二维方式排列的阵列，表示的是在某一面积内每一行及每一列的像素的数目。在同一图像面积内像素尺寸越小，像素数目越多，组成 CT 图像矩阵越大，图像就越清晰。目前，常用的矩阵大小有：256×256、512×512、1024×1024。CT 图像重建后用于显示的矩阵称为显示矩阵，为保证图像质量，显示矩阵往往等于或大于采集矩阵。

(三)空间分辨率

空间分辨率又称高对比度分辨率，是指在高对比度情况下分辨组织几何形态的能力。常用每厘米内的线对数(LP/cm)或者用可辨别最小物体的直径(mm)来表示，前者常用。CT 图像的空间分辨率由 X 线管焦点的几何尺寸决定，基本与 X 线剂量大小无关。CT 的空间分辨率不如常规 X 线片。

(四)密度分辨率

密度分辨率又称低对比度分辨率，是指分辨组织结构的最小密度差别的能力，用百分数来表示，常指图像黑白对比度。对比度的产生是由于密度的不同而引起的，CT 的密度分辨率较常规 X 线高 10～20 倍，密度分辨率与空间分辨率是一对相互制约的因素。

(五)时间分辨率

时间分辨率包括图像时间分辨率和扫描时间分辨率。图像时间分辨率指重建一幅轴位图像所需的原始数据的采集时间。扫描时间分辨率指完成特定解剖部位扫描所需的时间。时间分辨率越佳，受器官运动的影响就越小。

(六)CT 值

CT 值是表示单位体积对 X 线吸收的系数。我们将吸收系数换算成 CT 值，作为表达组织密度的统一单位，其单位名称为亨氏单位(Hu)。人体组织的 CT 值被人为地分为 2000 个 Hu，水的 CT 值定为 OHu，最高的为骨皮质的 CT 值(定为 1000Hu)，最低的为空气的 CT 值(定为-1000Hu)。其他组织的 CT 值介于骨皮质和空气的 CT 值之间。CT 值可作为诊断病变的重要参考。

(七)窗宽与窗位

通常诊断者在CT图像上可识别的灰阶不超过16个。窗宽是指CT图像上所包括的16个灰阶的CT值范围。为了使组织结构细节得以显示，使CT值差别小的两种组织能够分辨，需要采用不同的窗宽来观察荧屏上的图像。窗宽若选定为2000Hu(2000/16=125)，则两种组织的CT值差别在125Hu以上，人眼才能识别。显示脑的窗宽常用100Hu(100/16=6.25)，可分辨CT值差别＞6.25Hu的脑组织。所以选择窗宽较大时所观察的CT值范围大，图像对比度差，适于观察组织密度差别较大的结构；而选择窗宽较小时所观察的CT值范围小，图像对比度强，适于观察组织密度差别小的结构。临床工作中应根据需要观察的组织来调节窗宽的大小。

窗位又称窗中心，是指观察某一组织结构细节时，以该组织CT值为中心观察。如脑CT值为35Hu，观察脑的图像选择的窗位为35Hu。观察及分析骨质病变时应采用骨窗，骨窗的窗宽为1500Hu，窗位为250Hu。

(八)伪影

伪影是指在被扫描物体中并不存在而扫描后却显示在CT图像上的各种不同类型的假性影像。包括因患者检查部位活动而产生的运动伪影、体内高密度结构和异物的伪影、高低密度结构相邻产生的射线硬化伪影以及CT扫描仪故障产生的伪影等。伪影影响图像质量，在诊断时应予以注意。

(九)部分容积效应

如果在同一扫描层面内含有两种以上不同密度的物质，所测得的CT值是它们的平均值，因而不能如实地反映其中任何一种物质的CT值，这种现象称为部分容积效应或称部分容积现象。

二、CT成像原理

CT成像可归纳为如下3个步骤。

1. 数据采集

用旋转发射的X线穿透人体，由探测器接收穿透身体某个断面衰减后的X线信号，再经模/数转换器转为数字信号，输入电子计算机进行处理。

2. 图像重建

计算机将输入的原始数据加以矫正处理，构成数字矩阵，再通过数/模转换，用黑白不同的灰度等级重建图像。

3. 图像的显示及储存

可由荧光屏显示及拍片，也可将图像数据录入磁带、光盘和软盘保存。

三、CT检查方法

(一)平扫

平扫是不注射对比剂的扫描。一般多进行横断面扫描。层厚可选1～10mm，甚至达到亚毫米水平。检查时患者要制动。腹部扫描时，有的患者需口服对比剂以区别肠管与病变。

(二)增强扫描

增强扫描是指于血管内注射对比剂后的扫描。根据扫描方法的不同，分为常规增强扫描、动态增强扫描、延迟扫描和多期增强扫描。

（三）特殊扫描

1. 高分辨率 CT

采用薄层，中、高或极高分辨率重建（或骨算法重建），可以得到组织的细微结构图像。临床用于肺部弥漫性间质性病变以及小结节病变等的检查，也用于显示内耳、中耳听小骨等细微骨结构。

2. CT 血管造影

指静脉注射对比剂后，在循环血中及靶血管内对比剂浓度达到最高峰的时间内，进行 MDCT 扫描，经计算机最终重建出靶血管的数字化立体影像。

3. CT 灌注成像

能够反映组织的微循环及血流灌注情况，获得血流动力学方面的信息，主要应用于脑梗死的诊断及缺血半暗带的判断，也应用于心、肝、肾、肺病变的诊断。现也将 CT 灌注成像应用于脑胶质瘤复发与脑放射性坏死的诊断中。

4. 造影扫描

是对某一器官或结构造影后再进行 CT 扫描的方法，它可以更好地显示结构和发现病变，如血管造影 CT、脊髓造影 CT、脑室造影 CT、胆囊造影 CT 等。

5. 重叠扫描

当层面间隔大于层厚时称为重叠扫描，如层厚 1cm 而间隔 0.5cm。采用此种方法的目的是减少部分容积效应的影响，不易漏掉较小的病灶。

第三节　磁共振成像

核磁共振是磁矩不为零的原子核，在外磁场作用下自旋能级发生塞曼分裂，共振吸收某一定频率的射频辐射的物理过程。核磁共振波谱学是光谱学的一个分支，其共振频率在射频波段，相应的跃迁是核自旋在核塞曼能级上的跃迁。随着相关领域学科的发展，MRI 硬件及软件设备的改进，影像设备日趋成熟，已成为临床上重要的检查手段。

一、磁共振设备与分类

MRI 设备包括磁体系统、梯度系统、射频系统、计算机系统等。

1. 磁体系统

产生静磁场的磁体称为主磁体，要求有较好的均匀性和稳定性。MRI 设备按主磁体的结构传统上分为常导型、永磁型和超导型。目前，常导型已经被淘汰。

永磁型 MRI 设备磁体由铁氧体等永磁材料制作，磁场强度一般为 0.2～0.5T，永久带有磁性，制作和运行成本较低，但磁场强度也较低。

超导型 MRI 设备磁体用铌-钛合金制成，是目前常用的磁体，临床常用的磁场强度一般为 1.5T 和 3.0T。当磁体冷却至临界温度以下时，线圈对电流失去阻力，形成超导体。只要通一次电，电流就持久地在线圈内流动，并产生一个恒定磁场。其优点为磁场均匀稳定，图像质量好，缺点为造价及运行费用较高。

2. 梯度系统

梯度系统由梯度放大器及 X、Y、Z 三组梯度线圈组成。梯度线圈可产生梯度磁场。该磁场与主磁体的静磁场叠加，在扫描野内产生稳定的磁场梯度，使扫描野内任意两点的磁场强度略有不同，这样被扫描的生物体内的质子在不同的空间位置上具有不同的频率或相位，从而获得成像区域不同位置的信息。

3. 射频系统

射频系统用来发射射频脉冲，以激发体内的氢质子吸收能量而产生共振，在弛豫过程中，氢质子释放能量并产生 MRI 信号，后者被检测系统接收。按功能来分，射频线圈可分为发射线圈和接收线圈。发射线圈用于发射射频脉冲；接收线圈用于接收人体受激发后所产生的 MRI 信号。

4. 计算机系统

MRI 设备中的计算机系统主要包括模/数转换器、阵列处理器及用户计算机等，以完成数据采集、图像处理、图像显示等任务。

二、MRI 原理

当人体位于磁场中，人体内氢质子会以特定的频率及方式运动。磁共振(MR)扫描仪向人体发射高频电磁波，当氢质子的运动频率与电磁波的频率相等时，氢质子接收电磁波的能量。当电磁波发射停止时，氢质子把接受的能量释放出来。MR 扫描仪的接收系统接收人体内氢质子释放的能量，经计算机处理后形成图像。上述过程包括氢质子磁矩进动学说、核磁弛豫现象等理论。目前，描述 MRI 原理有两种学说，即氢质子磁矩进动学说(经典力学理论)和原子核的能级跃迁学说(量子力学理论)，本节仅介绍前者。

(一)氢质子磁矩进动学说

Bloch 从经典力学的角度描述了磁共振的产生过程，认为原子核磁矩偏转过程为磁共振过程，其磁矩偏转，即在新的状态下继续进动，可引起周围线圈产生感应电流信号即磁共振信号。

(1)氢质子磁矩平时状态为杂乱无章。氢质子具有自旋特性，每个氢质子产生一个小磁场，在平时状态，磁矩取向是任意的和无规律的，因而磁矩相互抵消，宏观磁矩 M=O(图 1-1)。

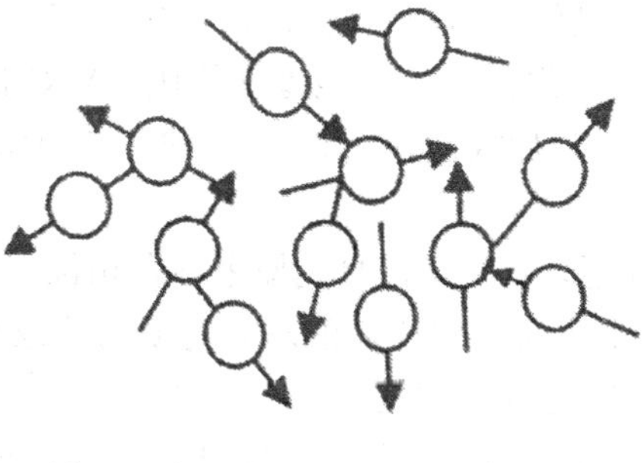

图 1-1　未置于磁场时，氢质子核磁矩取向呈随意分布，M=O

(2)氢质子置于磁场中的状态为磁矩按磁力线方向排列。如果将氢质子置于均匀强度的磁场中，磁矩取向不再是任意的和无规律的，而是按磁场的磁力线方向取向。全部磁矩重新定向所产生的磁化向量称为宏观磁化矢量(图 1–2)。

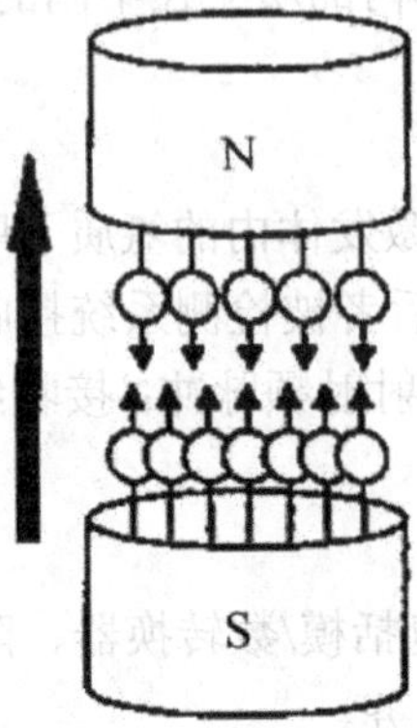

图 1–2 置于磁场中，氢质子核磁矩与主磁场平行排列，产生宏观磁化矢量

(3)施加射频脉冲，氢质子获得能量。施加一个特定频率的无线电波，称为“射频脉冲”，能使磁化矢量产生偏转。

(4)射频脉冲停止后，产生 MRI 信号。当射频脉冲停止作用后，磁化向量并不立即停止转动，而是逐渐向平衡态恢复，最后回到平衡位置，此过程称为弛豫过程，所用的时间称为弛豫时间。这是一个释放能量的过程，也是产生 MRI 信号的过程。采集这些信号以后，经过计算机处理，组成 MRI 图像。

(二)纵向弛豫时间和横向弛豫时间

MRI 成像影响因素较多，其中常用的有纵向弛豫时间(T_1)和横向弛豫时间(T_2)。T_1 和 T_2 是具有组织特异性的时间常数，不同组织以及正常组织和病变组织之间的 T_1 和 T_2 值有差异。

1. 纵向弛豫时间

纵向弛豫是指射频脉冲停止后，纵向磁化逐渐恢复至平衡的过程。磁化分量在纵轴方向(Z 轴)由 0 恢复到原来数值的 63%所需的时间为纵向弛豫时间，即自旋－晶格弛豫时间，简称 T_1，反映自旋核把吸收的能量传给周围晶格所需的时间。T_1 长的组织，纵向弛豫恢复慢，MRI 信号弱，如脑脊液；T_1 短的组织，纵向弛豫恢复快，MRI 信号强，如脂肪。主要利用组织 T_1 的差别形成的图像称为 T_1 加权图像。T_1WI 反映正常组织结构清晰。

2. 横向弛豫时间

横向弛豫指射频脉冲停止后，质子又恢复到原来各自相位上的过程。磁化分量在横轴方向(X、Y 轴)由最大衰减到原来值的 37%所需的时间为横向弛豫时间，即自旋－自旋弛豫时间，简称 T_2，反映横向磁化衰减、丧失的过程。T_2 长的组织，横向弛豫恢复慢，MRI 信号强，如脑脊液；T_2 短的组织，横向弛豫恢复快，MRI 信号弱，如骨皮质。主要利用组织 T_2 的差别形成的图像称为 T_2 加权图像。T_2WI 反映病变较敏感。

三、MRI 检查方法

(一)MRI 常规扫描(平扫)

平扫是通过人体正常和病理组织本身的特性获得扫描图像的方法。在 MRI 检查中，组织的质子密度、T_1 和 T_2 参数的表达，必须通过适当的脉冲序列反映出来。脉冲序列是指具有一定带宽、一定幅度的射频脉冲组成的序列。

自旋回波序列是常用的射频脉冲序列。水抑制常用液体衰减反转恢复脉冲序列，其特征是能够抑制自由水信号，使自由水在 T_2WI 像上呈低信号，而结合水不被抑制仍呈高信号。脂肪抑制常用短反转时间反转恢复序列，主要是在 T_2WI 像上抑制脂肪的高信号，使之呈低信号，以减少脂肪对其他组织信号的干扰。

(二)MRI 增强扫描

增强扫描是从静脉注入 MRI 对比剂的检查。MRI 影像具有良好的组织对比，但正常与异常组织的弛豫时间有很大的重叠，其特异性仍较差。为提高 MRI 影像对比度，一方面选择适当的脉冲序列和成像参数，以更好地反映病变组织的实际大小、程度及病变特征；另一方面则致力于人为地改变组织的 MRI 特征性参数。MRI 对比剂能克服普通成像序列的限制，缩短弛豫时间，增高靶区与相邻结构的对比，更好地显示病变，用于血管造影以及各种病变的显示等。

(三)MR 功能成像

1. 磁共振血管成像

磁共振血管成像是指利用特定的技术来显示血管和血流信号特征的一种方法。MRA 显示血管呈两种表现，一种是血管为低信号(黑色)，这是利用流空效应原理。因为快速流动的血流中的氢质子在选定扫描层面的停留时间太短，接受激励后还未激发出 MRI 信号，氢质子已经流出该层面，从而接收不到 MRI 信号。在 SE 序列平扫时，由于流空效应，快速流动的血液无信号，故心脏和血管信号低，呈黑色。还有一种是血管为高信号(白色)，它是利用“流入性增强”的原理，即上游激发，下游取信号，同时抑制背景信号，使血管为高信号，此外，流体的流速还可诱导流动的质子发生相位变化。

常用的 MRA 检查方法主要有时间飞跃法、相位对比法和增强磁共振血管造影。时间飞跃法(TOF)和相位对比法(PC)分别利用流入相关增强效应和流速诱导的流动质子的相位改变成像，不使用对比剂使血管产生高信号。时间飞跃法主要用于显示动脉，相位对比法主要用于显示静脉。

增强磁共振血管造影是利用静脉内注射顺磁性对比剂，缩短血液 T_1 值，使血液信号显著增高。此方法应用广泛，动脉和静脉都能够显示，对于胸腹部及四肢血管的显示效果较好。

MRA 对于大血管显示效果好，这是因为血流量大，没有呼吸运动的伪影干扰。但对于细小血管的显示尚未能够达到临床应用要求，其显示效果还在不断改进。

2. 磁共振水成像

磁共振水成像是利用水的长 T_2 特性，体内静态或缓慢流动液体的 T_2 值远远大于其他组织，采用 T_2 权重很重的重 T_2 序列(选择很长的 TE)，其他组织的横向磁化矢量几乎完全衰减，信号强度很低甚至几乎没有信号，而水仍保持较大的横向磁化矢量，使含水器官显影。

磁共振水成像由于突出显示含水结构的特点而被广泛应用于各个器官，以磁共振胰胆管成像、磁共振尿路成像、磁共振椎管水成像、磁共振内耳水成像及磁共振涎腺水成像等较为常用。MRCP 是当前胰胆管系统检查的重要手段之一，可以显示肝内、外扩张的胆管，明确梗阻部位，结合 MRI 可以明确梗阻原因，可用于胰胆管恶性肿瘤、结石，胆管先天性病变、狭窄，以及急、慢性胰腺炎的诊断。与内镜逆行胰胆管造影相比具有无创、显影不受对比剂压力影响的优势，适用于老年人和无法接受 ERCP 的患者。MRI 补充了泌尿系统影像检查方法，具有无须对比剂、避免逆行插管等特点，特别适用于对碘过敏、严重肾功能损害的患者，以及儿童和妊娠者，可用于肾肿瘤、肾结核、尿路梗阻和膀胱肿瘤的诊断。

3. 脑磁敏感加权成像

磁敏感加权成像是一种利用组织间磁敏感性的差异成像，较好地显示静脉血、出血、铁沉积等的检查技术。

SWI 是利用组织的不同磁化率结构使相应的感应磁场发生变化，这种感应磁场的变化会导致质子去相位，使 T_2 信号降低，产生对比，形成 SWI 图像。

脑 SWI 检查，目前仍处于研究阶段。临床上常用于显示弥漫性轴索损伤伴发的小血管出血；显示小血管畸形，如毛细血管扩张症、静脉瘤等；显示脑血管病，如对微梗死、高血压患者脑内自发微出血灶等很敏感；检测脑内矿物质沉积，如帕金森病患者脑内铁沉积；显示肿瘤周围静脉、瘤内微血管以及合并微出血情况，有助于肿瘤分期。

四、磁共振对比剂

多数磁共振对比剂通过改变氢质子弛豫时间来增强或降低组织或病变的信号强度，达到造影目的。常用的磁共振对比剂为顺磁性对比剂。

目前，最常使用的顺磁性对比剂二乙三胺五乙酸钆，是一种阳性对比剂，在低浓度（0.1～0.2mmol/kg 体重）时缩短 T_1 值，高浓度（>0.5mmol/kg 体重）时缩短 T_2 值。常规用药剂量为 0.1～0.2mmol/kg 体重，采用静脉内快速团注。对于垂体、肝、心脏及大血管等成像应采用压力注射器进行动态、多期扫描。常规用 T_1WI 序列，此外，可结合脂肪抑制或磁化传递技术等增加对比效果。Gd-DTPA 已广泛应用于临床，不良反应发生率为 1%～3%，大多较轻微。

第四节 影像诊断思维

医学影像诊断必须遵循一定的诊断原则和步骤，才能全面、客观地得出结论。

一、影像诊断原则

一般应掌握 16 字原则，即全面观察、具体分析、结合临床、综合诊断。

（一）全面观察

要全面细致地观察，综合应用解剖、生理和各种影像成像方法的基础知识辨认出异常，并防止遗漏微小病变。

(二)具体分析

运用病理学等知识，分析异常影像所代表的病变，分析时应注意以下几点。

(1)病变的位置及分布。

(2)边缘及形态。

(3)数目及大小。

(4)密度、信号和结构。

(5)周围情况。

(6)功能变化。

(7)发展情况等。

(三)结合临床

分析异常影像的同时，必须密切结合临床症状、体征、实验室检查和其他辅助检查结果进行分析。分析时应注意如下几点。

(1)现病史和既往史。

(2)年龄和性别。

(3)居住地区。

(4)职业史。

(5)临床体征。

(6)其他检查结果。

(7)疗效观察等。

(四)综合诊断

影像医学自成体系，各种成像技术虽原理不同，但每种成像手段均从不同角度直接或间接反映人体疾病的本质。鉴于各种影像方法的互补性，常需综合利用不同影像方法提供的信息，互补对照，从而得出正确结论。

二、影像诊断步骤

(一)了解影像学检查的目的

在认真分析临床资料的基础上，需了解、明确患者进行影像检查的目的，使阅片既全面又有重点，有利于做出正确的影像诊断。

(二)了解图像的成像技术和检查方法

充分了解影像图像的信息，包括：①患者的姓名、性别、年龄、检查时间等。②技术条件信息，如 X 线片的投照位置、黑白对比度等；CT 图像的层厚及间距、CT 值等；MRI 图像的扫描序列等。这些信息都是影像读片的基础。

(三)判断影像是否正常

要确定图像是否有异常，首先要掌握如下几点：①熟悉基本解剖；②熟悉各种正常组织的密度和信号；③了解部分容积效应及各种伪影。

(四)确定病变位置

病变定位需要有系统解剖和断层解剖的基本知识，才能对病变正确定位，并正确评估病变侵犯的范围和程度。

(五)确定病变性质

并不是所有病变均能做出定性诊断，不同影像检查方法定性诊断率高低有所差异，另外，还与医师的临床经验和影像诊断经验有关。如定性诊断确实困难，可根据病情建议复查或进行某种治疗后复检，也可建议患者进行其他实验室或影像学检查，如有必要还可以建议患者进行活检或外科探查等。

第二章　介入放射学

第一节　介入放射学总论

血管造影术曾经是影像医学的重要诊断工具，在 CT 和 MRI 问世之前是诊断实体肿瘤的重要手段。长期以来，一直是临床诊断血管性疾病的“金标准”。医学影像科医师在诊断血管病变的过程中，成功利用导管穿越高度狭窄的病变血管，并对病变的血管进行扩张治疗以后，放射学的工作再也不仅仅停留在诊断上了。快速发展的血管腔内治疗技术催生了一门崭新的学科——介入放射学。介入放射学的发展速度远远超过了内科、外科等传统学科的发展速度，它的基本理念甚至影响到其他临床学科的发展。现代治疗技术中许多微创技术就是在介入放射学的影响下不断涌现的，其理念已经代表着整个临床医学发展的方向。

现代介入放射学不仅将解决临床诊疗问题作为本学科的任务，还利用介入放射学的技术手段来研究疾病的发生、发展以及与诊疗相关的规律，和其他临床学科一起担负起了探索医学科学的使命，从而逐渐转化成一门临床学科。

与其他临床学科相比，介入放射学具有如下特点。

(1)利用医学影像学设备为导向，将特制的器械导入人体病变部位，通过获取病理学证据或注入对比剂等诊疗手段对病变进行形态或功能的诊断。

(2)诊断和治疗的过程创伤微小、安全性高。

(3)集诊断与治疗为一体，在诊断的基础上直接实施治疗。诊断和治疗的效率高、个体化及针对性强。这些特点代表着现代医学的发展方向。所以，介入放射学是一门极具生命力的学科。

一、介入放射学的基本技术

和外科的切开、分离、缝合等基本技术相类似，介入放射学的基本技术有穿刺、扩张、成形、栓塞或封堵、抽吸、切割以及灌注等。各类复杂的介入手术操作都建立在这些基本技术的基础上，这些基本技术也是介入放射学操作入门的基本功。

1. 穿刺技术

目前，普遍使用的血管穿刺技术归功于瑞典放射学家 Seldinger 的发明。Seldinger 技术的关键是用空心针穿刺血管后导入与空心针内腔相匹配的导丝，保留导丝的过程中，退出穿刺针，再沿着导丝建立的血管内外“路线”置入内径相当的导管。

2. 扩张技术

美国放射学家 Dotter 最早对狭窄血管的扩张治疗是采取逐级换用较大外径的导管，以增加对狭窄部位的扩张压力。这和 Seldinger 穿刺技术的要点相似，即将已被放入血管的导管作为更大外径导管的支持物。

3. 成形技术

包括经皮腔内血管成形术和血管内支架成形术。早期临床使用内支架的目的是弥补经皮腔内血管成形术治疗血管狭窄的不足，纠正球囊扩张治疗的残余狭窄、术中内膜损伤和术后复发等，但这项技术很快发展为介入放射学的一个基本操作，用于维持生理管腔或维持人工建立的辅助治疗通道（如经颈静脉肝内门-体静脉分流术的通道）的长期通畅。

4.栓塞技术

对病变相关的血管定向地注入栓塞剂或诱导血小板凝集的栓塞物质是介入放射学的基本止血方法。其与外科结扎或电凝止血的差别在于栓塞技术可以按照治疗目的的差异选择不同循环层面的血管堵塞，如对肿瘤的栓塞使用毛细血管层面的栓塞（称为周围性栓塞），而对一般出血病变的栓塞则选用对靶血管内腔的堵塞（称为中央性栓塞）。

5.抽吸技术

通过介入手段导入的器械对病变组织进行负压抽吸可以获得细胞学样本，抽出堵塞在血管内的血栓，还可以吸出病变组织达到减压的目的（如肺内病变的细胞学抽吸、下肢动脉血栓的抽吸等）。

6.切割技术

介入的切割技术是采用特制的器械，切除病变的组织，如椎间盘突出病变的切割减压治疗椎间盘突出症等。每项切割技术的掌握要通过对特定器械的应用训练。

7.灌注或引流

通过导入人体内的导管注入与治疗相关的药物制剂或引流出体液等技术也是常用的介入基本技术。

二、介入放射学的临床应用

1.血管介入

主要目的是对血管闭塞性病变进行再通、成形（球囊扩张成形或内支架成形），对出血病变进行止血，对畸形血管、动静脉瘘等进行封堵治疗，对大血管的夹层或者动脉瘤进行覆膜支架的封堵治疗。

2.非血管介入

主要包括对生理或人工管腔的成形、维持通畅或引流，对病变的穿刺活检，对病变组织的减压等。

3.肿瘤介入

包括经肿瘤供养血管的栓塞或化疗药物的灌注等，以及利用介入器械和设备进行的各种消融治疗等。

三、介入放射学的常用设备和器械

（一）影像导向设备

数字减影血管造影机是介入操作最常用的导向设备。它能提供透视的实时图像用于监视器械的导入，并可对注射对比剂前后的数字图像进行减影处理，得到清晰的血管减影图像，还能用所采集的影像融合到实时的透视图像中，指导准确的介入操作，又称路径图功能。现代的DSA系统还可以通过三维图像采集获得类似CT的断层图像和三维的血管图像以满足介入操作的不同需求。有的DSA还配备有基于断层和三维图像的定位穿刺系统。越来越一体化的导向功能朝着低辐射、高精确度和高安全性的方向发展。

超声、CT和MRI不仅是良好的诊断设备，同时也是非常重要的介入导向设备。超声不具有电离辐射，使用简便，成本低，对肝等实质器官的导向效率高。将带超声探头的导丝置入血管病变部位还可以获得一般血管造影无法显示的血管壁的超声影像，因此，越来越受到介入医生的青睐。

CT 能提供高质量的断层影像和三维图像。高速的扫描和重建速度使图像几乎实时地展现给操作者，为位于大血管和心脏等重要器官周围的病灶定位穿刺提供了精准的导向。它的缺点是辐射剂量相对较高。

MRI 的导向价值在于它能提供多层面、多角度的断层图像，有良好的空间分辨率和组织结构分辨率以及无电离辐射等优点。已有研究者将发射射频的电极制成导丝，通过导管导入血管以展现血管壁的结构变化，提供了较 DSA 更丰富的血管壁结构影像，具有极为广阔的应用前景。使用 MRI 导向的缺点是成本较高，且所有相关的介入器械需要具有抗磁性，所以目前，在临床上还没有大范围普及。

(二)造影设备

血管介入常常需要将对比剂(通常是非离子形碘对比剂)注入血管行血管造影来显示病变的性质、范围或评估治疗效果。高压注射器是最常用的影像造影设备，它可以按照预置的注射速率自动注射对比剂，或按照靶血管血流的速率设定安全压力限度和对比剂注射速率。高压注射器会在一定的压力范围内根据指令以速度优先的方式克服阻力注射对比剂。

(三)介入常用器械

介入放射学所涉及的器械种类繁多，以下是一些基本的器械。在这些器械基础上，正在不断研发和改进针对特殊诊疗目的的新器械。

1. 穿刺针

穿刺针是创建导入介入器械通道的基本器械。有专门针对动脉穿刺的穿刺针，也有用于特殊介入操作的穿刺针，如胆道穿刺针、TIPS 穿刺针以及活检用的切割性穿刺针等。

2. 导管

根据用途有专门用于血管造影的导管，溶栓导管，用于扩张治疗的球囊导管，有侧孔的引流导管等。导管的直径用 F 值(French 简称 F 或 Fr，IF≈0.33mm)表示，F 值越大直径越粗。导管的内径和所用的导丝直径相当。由于插管部位的需求不同，导管的前端需要特殊的塑性，根据这些塑性的不同又有不同的名称，如眼镜蛇导管、多用途导管、猪尾巴导管等。

3. 导丝

导丝是引入各种介入器械的基本器械。导丝的种类繁多，有普通的血管造影导管的导入导丝，也有满足特殊操作的超硬导丝。有的导丝表面涂有特殊的物质，如 Teflon，提供超滑的表层，有利于减少和导管内层的摩擦，有助于有效地选择性插管。一般而言，导丝的前端比较柔软并有一段小的弯曲，而且柔软段的长短和弯曲的角度各有不同。有的导丝前端可以根据操作者的需求塑形。操作者可根据需要选用不同类别的导丝。同时，导管和导丝往往需要配合使用。

4. 导管鞘

有些介入操作需要反复更换器械或导管，为了减少损伤和方便操作，需要使用导管鞘建立和维持进入血管通道。导管鞘比导管短，末端附有单向阀门，器械可以反复进出而不会出现血流的反流，故名为导管鞘或者血管鞘。

5. 支架

不同直径的由金属丝编制或激光雕刻的管状支架被广泛用于维持管道器官和人为建立的体内通道，有些支架表面还覆有不同材质的薄膜。血管内支架的最大特点是置入体内后其内表面会被新生内皮覆盖，从而获得长久开放的临床效果。

6. 其他

伴随介入放射学的发展，越来越多的特殊器械不断问世，如用于拦阻下肢静脉脱落的血栓，降低肺动脉栓塞发生率的下腔静脉滤器；用于取出血管内异物或者胆管内结石的网篮导管；用于取出血栓的抽吸导管或旋切导管；用于各类肿瘤消融治疗的射频、微波或者冷冻器材等。

第二节　血管病变的介入治疗

一、概述

介入放射学起源于对血管狭窄病变的治疗，血管狭窄的主要病因包括动脉粥样硬化、动脉炎以及纤维肌性发育不良等。介入放射学以经皮腔内血管成形术和血管内支架成形术为主要手段，二者已经成为血管狭窄病变的基本治疗模式。这些技术的成功应用大大改善了治疗效果，同时还能对非血管管腔的狭窄病变进行治疗，并成为其他介入操作的基础。如经颈静脉肝内门-体静脉分流术就采用了内支架成形的方法支撑肝实质内肝静脉与门静脉之间的分流通道。

二、血管栓塞术

血管栓塞术是将栓塞材料经过导管注入病变组织的供血血管，通过激活凝血系统促进血栓形成或运用栓塞材料的物理堵塞作用使血管或者微循环闭塞，从而达到治疗的目的。其主要用于对出血动脉的止血、对肿瘤供血动脉或微循环的栓塞、对血管畸形和动脉瘤等血管病变进行栓塞以预防出血以及对某些功能亢进的器官功能灭活等。对一些血液供应丰富的良恶性病变，在手术前的栓塞治疗有利于手术的分离和切除，减少手术中的出血和创伤，如鼻纤维血管瘤术前的栓塞。

按照栓塞血管的水平不同，栓塞分为血管中央性栓塞和周围性栓塞。前者是对供血血管的直接栓塞，采用的一般都是所谓的中心栓塞材料，如栓塞钢圈，其直径与靶血管直径相当，主要针对出血或者预防出血；周围性栓塞是指对病变毛细血管网水平的栓塞，采用的栓塞材料比较细小，主要用于对肿瘤的栓塞治疗。从病理改变来看，中央性栓塞一般会降低供血区域的血流速度和灌注压力，导致的梗死范围不大或对于很多双重供血器官不会导致梗死。经过一段时间的微循环代偿或侧支循环的形成，周围组织的供血会得到恢复。周围性栓塞将微循环床完全阻塞，造成组织缺血严重，侧支循环建立困难，梗死和组织丧失功能严重。所以说中央性栓塞类似外科手术中小血管的结扎，周围性栓塞则类似不开刀的组织切除。

(一)常用栓塞材料

栓塞材料(又称栓塞剂)按照栓塞作用的持久性可以分为短期栓塞材料和永久栓塞材料。前者如患者的自身血凝块、吸收性明胶海绵颗粒等；后者如栓塞钢圈、聚乙烯醇(PVA)颗粒等。根据物理性状的不同可分为固体栓塞材料和液体栓塞材料。按照理化特点可分为物理栓塞材料、化学栓塞材料和生物栓塞材料。以下是常用的栓塞材料和主要用途。

1. 吸收性明胶海绵颗粒

吸收性明胶海绵是常用的外科手术止血材料，价格低廉，易于获得，在介入治疗出血的操作中也有广泛运用。吸收性明胶海绵的止血原理不仅是物理性的堵塞血管，而且能大量吸附血小板和凝血因子，在降低血流速度的同时启动或者加速凝血过程从而达到栓塞血管的目的。在介入操作中往往根据栓塞血管的直径或者栓塞水平来决定吸收性明胶海绵颗粒的大小。中小血管的栓塞以后可能会在一定时间后被吸收，相应的血管也可能再通，一般认为是一种非永久的栓塞材料。但是如果吸收性明胶海绵用得多，吸收过程延长，被堵塞的靶血管栓塞时间过长，血管就难以再通，所以吸收性明胶海绵的使用效果在很大程度上还取决于操作者的个人使用经验。现在已经将吸收性明胶海绵材料制成标准的细小颗粒，栓塞水平更加个体化。在这种情况下，栓塞的维持时间更非绝对的概念，在使用过程中需要不断地积累经验。

2. 碘化油

碘化油的比重轻，难溶于水，表面张力系数决定了它对小血管具有一定的栓塞效果，其在血管床内的聚集程度取决于该血管的血流量。在肿瘤的治疗中由于肿瘤血管内血流丰富，血流的“虹吸”作用使碘化油较多地沉积于肿瘤血管床内，因此，在肝癌的动脉介入治疗中常用来作为栓塞材料。为了加强栓塞效果，常常将其与吸收性明胶海绵等栓塞材料混合使用。

3. 栓塞钢圈（俗称弹簧圈）

弹簧圈外观像弹簧，材料直径和导管内径相当，被装在管状套管内，送入靶血管后自动回缩成重叠盘旋的螺旋结构。螺圈直径可以是相同的，也可以是不相同的（所谓塔形钢圈）。一般将钢圈丝截面直径＜0.457mm（0.018 英寸）、需用微导管推送到靶血管的钢圈称为微钢圈。钢圈的材料由不锈钢、钽或者镍钛等金属制成，有的在表面还附有高分子材料的绒毛样结构，用于吸附血小板，提高栓塞效果。出血动脉的栓塞可以用栓塞钢圈，它的特点是定位比较准确，不易导致远端血管的异位栓塞。颅内动脉瘤的介入治疗常用微钢圈或者螺旋状微钢圈封闭动脉瘤瘤体。

4. 聚乙烯醇

聚乙烯醇和吸收性明胶海绵相似，曾经用来制成海绵，用于心血管外科手术，用它制成的直径等大的微小颗粒是一种很好的栓塞材料，可以按照栓塞的目标血管或血管床的大小选择不同直径的 PVA 材料。

5. 异丁基-2-氰丙烯酸

异丁基-2-氰丙烯酸是一种组织黏合剂，遇到血液中带电离子后会迅速聚合固化，闭塞血管。一般在使用时与碘化油以一定比例混合，不仅可以根据对比剂的比例控制注入后聚合的速度，同时，碘化油可以在透视下显示，帮助控制栓塞材料的流向。

6. 可脱离球囊

可脱离球囊将球囊以特殊方式固定在导管上，随导管置入需要堵塞或栓塞的血管，可以用来封堵颅内海绵窦瘘等丰富血供病变或栓塞病变动脉。脱离球囊的方式有电解脱落式与机械脱落式两种。

7. 无水乙醇

无水乙醇注入小血管内可以导致小血管内皮损伤，蛋白凝固，最后促进血管内血液凝固，所以被用作末梢性栓塞剂。栓塞的范围程度与注射速度和用量相关，使用时根据不同的需要加以控制。

(二)栓塞的技术要点

任何栓塞治疗前都必须进行一个完整的血管造影，以充分了解病变的性质、范围、供血血管分布和范围、有没有侧支循环以及可能影响到的其他血管，并了解靶血管的直径和流速。如果使用液体栓塞剂，还需分析靶血管容纳量和循环时间。根据以上诊断信息选择适当的栓塞材料和用量，并在注入栓塞剂的过程中始终监视栓塞剂的走向和运动方式，谨防反流或误栓非靶血管。

(三)栓塞后反应

血管栓塞后会引起组织的缺血。机体对组织缺血的反应有局部疼痛、局部坏死或变性，引起的炎症反应会导致发热和功能障碍，炎症介质的吸收会导致机体不适和消化道反应，临床上称为栓塞后综合征。一般对症治疗可以缓解，如果发热时的体温高，要警惕并发感染，及早发现和处理可能出现的感染等并发症十分重要。

(四)临床运用

1. 头部病变的栓塞治疗

(1)颅内动脉瘤：颅内动脉瘤是颅内出血的重要原因。无症状的动脉瘤每年破裂机会为1%～2%。诊断后每十年的积累出血发生率为20%，多发性动脉瘤的出血发生率更高。多数学者认为动脉瘤无论有无并发出血都应积极治疗，但就颅内动脉瘤介入治疗的适应证和禁忌证仍有争议。具体的经血管治疗术有瘤腔闭塞、载瘤动脉闭塞以及血管重塑等。介入栓塞治疗的主要适应证：①动脉瘤颈体比是介入治疗的重要指标，囊状(包括浆果形)动脉瘤一般颈体比≤1/2或动脉瘤颈≤4mm都是介入栓塞治疗的绝对适应证。②经神经外科检查认为不能或难以经手术夹闭的颅内巨大动脉瘤、海绵窦段动脉瘤、颞骨岩部动脉瘤、后组循环动脉瘤和形态奇特、解剖复杂的动脉瘤。③手术夹闭失败、不完全夹闭或术后复发的动脉瘤。④患者一般情况差，不宜行全身麻醉或因其他原因不愿接受手术治疗。⑤发生于颈内动脉、椎动脉和基底动脉的宽颈、巨大的囊状动脉瘤和梭形动脉瘤，在经闭合试验证明颅内侧支循环良好的情况下，可进行载瘤动脉和梭形动脉瘤的腔内闭塞术。

(2)颅内动静脉畸形：先天性颅内动静脉畸形是脑内出血的重要原因。介入治疗是一种有效的治疗方法，主要适用于位置较深的病变。多选用液体栓塞材料，对范围较大或复杂的畸形有时需配合放射线照射等其他治疗才能完全治愈。

2. 肺部病变的栓塞治疗

(1)急性大咯血：急性大咯血指每日咯血量＞500mL，是许多慢性肺部疾病或肿瘤的严重并发症，容易引起窒息导致死亡。由于出血动脉多源于支气管动脉，出血动脉内血压较高，内科方法止血效果往往不理想，外科急诊手术难度大，手术前对出血部位的准确判断是一个难题。大出血时患者的血压等生命体征难以维持，麻醉风险很大。介入放射治疗已经成为这类急诊处理的首选方法。基本方法是将导管插到胸主动脉的支气管动脉开口处，行选择性造影寻找出血动脉。这样可以发现对比剂外渗出血的直接征象，但在较多患者中只能发现间接征象，如增粗的病理血管、动脉瘤样扩张迂曲等。栓塞材料一般是选用吸收性明胶海绵颗粒，力求达到止血目的而不对支气管动脉造成永久的闭塞。

(2)肺动静脉畸形：肺动静脉畸形是由于先天发育或后天疾病引起的肺动脉和肺静脉之间发生交通，造成肺动脉内的静脉血流短路到肺静脉。其结果是全身动脉血氧饱和度下降，严重者导致发绀和发育异常。这类病变同时也是出血的常见病因。介入放射学利用选择性插管的方法可以对病变的范围和性质做出明确诊断，同时用栓塞材料进行栓塞治疗。

3. 腹部病变的栓塞治疗

(1)腹部器官急诊出血：各种创伤、肿瘤、血管病变以及医源性损伤等导致的器官出血均可以采用介入放射学技术明确出血部位，再通过注入栓塞材料达到治疗的目的。深部大血管的创伤出血在临床处理上十分困难，如下腔静脉等大血管的损伤出血，可以联合采用血管内覆膜支架置入术和栓塞技术达到治疗目的。

(2)精索静脉曲张：曾经是用外科手术结扎治疗的这类疾病，现在都可以采用介入的方法插管于精索静脉进行栓塞，达到微创的治疗目的。

(3)器官功能的灭活：对于脾功能亢进等器官功能亢进症，可以按照治疗需求进行部分脾动脉栓塞，有效减轻脾功能亢进，缓解有关临床症状。

(4)其他方面的运用：鉴于介入放射学在急诊诊断和治疗急性出血方面的应用价值和广泛使用，现在已经在有些地区和医院建立了专门的急诊介入中心。在战地或自然灾害的现场救护中，介入放射学的诊断和急诊栓塞治疗技术为复合性外伤患者的抢救赢得治疗时机起到非常重要的作用，因此，介入放射学正在催生一门新的学科——急诊介入放射学。

三、经皮腔内血管成形术与血管内支架成形术

(一)经皮腔内血管成形术

Dotter 和 Judkins 于 1964 年采用同轴导管技术成功地对下肢动脉粥样硬化性动脉狭窄病变进行了扩张治疗，从而创立了非手术的治疗血管狭窄病变的技术。同轴导管技术具有很大的局限性，主要是对穿刺部位和病变段血管的损伤较大，且无法治疗不同直径的复杂血管病变，因而临床应用受限。直到 1974 年，Gruentzig 发明了双腔球囊导管才解决了以上问题。目前，PTA 已经成为冠状动脉粥样硬化引起的缺血性冠状动脉狭窄和周围血管狭窄的一线治疗选择，并成为其他成形术(如激光或旋切斑块技术)的比较标准。

PTA 治疗粥样硬化血管病变的原理是球囊对血管病变部位的局限性撕裂，使血管结构(尤其是中膜)伸展和粥样斑块断裂，进而扩大血管的横截面积，增加血流量。

PTA 是采用损伤血管壁结构(包括病变结构)的方式来扩大血管内腔。这种损伤会激发血管壁的修复反应，导致内膜过度增生和治疗段的血管再狭窄。血管弹性回缩也是 PTA 后短期内发生再狭窄的原因之一。为了解决这些难题，许多内科治疗方法也被同时运用，如抗凝药物和抗血小板药物对于预防再狭窄的运用。同时也催生了另外一个成形术——血管内支架成形术。

(二)血管内支架成形术

血管内支架的基本构造是一个金属网格状圆柱结构，其材料具有良好的组织相容性和金属抗疲劳特性。在释放系统内被束缚在直径较小的导管内，到达病变血管段，在透视监视下，

血管内支架会以不同的方式膨胀释放，用自身的管状结构支撑和维持血管的直径，保证血流最大程度恢复正常。

按照血管内支架的释放原理大致可以分为球囊扩张内支架和自膨式内支架。前者是将支架预装在球囊上，在指引导管的保护和引导下推送到血管的病变段，推出指引导管以后用稀释对比剂注入球囊的方式扩张支架。自膨式内支架多采用金属丝编织或由激光雕刻而成，预置在释放系统中，到达指定部位后，退出外套管，支架自行膨胀，达到支撑血管的目的。

内支架的应用克服了 PTA 治疗的不足，支架的远期通畅率与很多因素相关，如血管狭窄的病变性质、病变血管的管径以及围术期是否进行规范的抗凝或者抗血小板治疗等。

为了提高血管内支架成形术的临床疗效，从支架材料到结构设计、表面处理等都是目前研究的热点。载有可洗脱药物(如紫杉醇、西罗莫司等)的支架与普通支架相比远期通畅率较高，目前，已成功应用于冠状动脉狭窄的治疗。

血管内支架与人造血管的材料相结合制成的“覆膜支架”或“支架-人工血管”被应用于新的治疗领域：①胸腹主动脉瘤和动脉夹层的腔内修复治疗。②封堵外周血管破裂出血、动静脉瘘，动脉瘤腔内修复，经颈静脉肝内门-体静脉分流术分流通道的维持等。

(三)临床应用

1. 颈动脉狭窄支架成形术

缺血性脑卒中发病率、致死率和致残率高，20%～30%的缺血性脑卒中与颈动脉狭窄相关，颈动脉狭窄＞70%的患者每年发生脑卒中的概率高达 13%。及时治疗颈动脉狭窄有助于降低缺血性脑卒中的发生率。颈动脉狭窄的主要原因为动脉粥样硬化，此外还有大动脉炎、纤维肌性发育不良以及创伤等。

介入放射学的主要任务是明确颈动脉病变的部位、性质和程度，通过血管内支架成形术纠正狭窄、提高脑灌注和预防斑块局部栓子脱落引起的缺血性脑卒中。

血管造影的目的：①准确了解血管的病变程度和范围。②明确同时并存的脑血管病变(包括颈动脉虹吸段和颅内循环情况)或者其他血管异常。③了解颅内外动脉的吻合情况。颈动脉狭窄好发于颈总动脉分叉处及颈内、外动脉起始部。动脉硬化性狭窄可有以下血管造影表现：血管管腔不规则、血管管腔狭窄或闭塞、斑块溃疡形成、斑块局部血栓形成、血管迂曲、狭窄后扩张或动脉瘤形成。

血管造影的注意事项：动脉近端病变是脑缺血的独立危险因素，因此，脑动脉造影应从主动脉弓开始，常规的左前斜位造影可清楚了解弓上动脉起始部的情况。选择性无名动脉及左锁骨下动脉造影有助于全面了解椎动脉起始部情况。

颈动脉分叉处的造影至少采用正侧位投照，两个方向的斜位投照有利于准确显示斑块的情况及最严重的狭窄段。单纯了解颈动脉分叉处是远远不够的，必须同时检查包括虹吸段、颅内循环情况，而且还应采取至少两个体位的投照，了解并存的血管病变如动脉瘤、血管畸形等，这对制订治疗方案非常重要。而明确侧支循环情况对制订正确的治疗方案有重要的临床意义。

颈动脉狭窄支架成形术(CAS)的适应证如下：①≥50%的症状性颈动脉狭窄(指患者在 6 个月内发生一过性或永久性的局灶性视网膜或神经功能损伤，包括狭窄同侧黑矇、对侧肢体或头面部麻木、视野缺损、发音困难或失语等)。②≥60%的无症状性颈动脉狭窄。③动脉内膜剥脱术后效果不理想或术后再狭窄。④手术风险高或无法以手术方法治疗的病变，如合并严重内科疾病患者的重度症状性颈动脉狭窄，无名动脉和颈总动脉起始部或颈内动脉颅内段病变，双侧多血管、多部位病变以及放疗后颈动脉狭窄等。⑤非动脉粥样硬化性颈动脉狭窄，如纤维肌性发育不良或处于稳定期的大动脉炎性狭窄。⑥自发性、创伤性及手术或 PTA 后形成颈动脉夹层者。⑦严重颈动脉狭窄合并假性动脉瘤者。⑧不超过 6 个月的短段（<10mm）颈动脉闭塞。⑨颈内动脉闭塞伴发的颈外动脉狭窄。⑩无严格年龄及其病史限制，年龄<70 岁的颈动脉狭窄者更适宜采用 CAS 治疗。为防止 CAS 中颈动脉斑块局部栓子脱落，目前，在 CAS 中常规使用脑保护装置。其中，最常用的是远端滤器保护装置，包括滤膜形滤器及金属网形滤器两种。滤膜形滤器的网孔直径为 80～130μm，可拦阻超过滤孔直径的较大碎片及血栓，且使用时无须阻断血流。使用颈动脉滤器可使 CAS 围术期脑栓塞并发症发生率为 2%～3%，大大提高了 CAS 的安全性。

2. 冠状动脉狭窄支架成形术

这一技术已经纳入冠状动脉缺血性心脏病的国际指南，成为冠心病的主要治疗手段。在技术方法上，以球囊扩张支架比较常用，在维持长久通畅方面，抗凝和抗血小板药物能起到重要作用。

3. 肾动脉狭窄支架成形术

肾动脉狭窄可以引起肾性高血压。肾动脉造影可以为肾动脉狭窄提供直接的诊断依据。对纤维肌性发育不良所致的肾动脉狭窄，采用 PTA 可以达到临床治愈的效果；对动脉硬化性肾动脉狭窄采用 PTA 或内支架技术也可不同程度地改善高血压和保护肾功能。支架成形术已经成为肾动脉开口部位狭窄的首选治疗方法。

4. 下肢动脉狭窄成形术

腹主动脉末端、髂动脉、股腘动脉以及膝下动脉的狭窄可引起间歇性跛行或静息痛，严重时导致下肢溃烂和感染，甚至造成截肢致残。盆腔和下肢动脉的完整血管造影可以为下肢动脉狭窄提供准确的诊断依据，有助于确定治疗方法。PTA 和内支架成形术是下肢动脉狭窄的一线治疗方法。最近几年对糖尿病致膝下小动脉的狭窄也在进行介入治疗的研究，所用的球囊直径比较细，但球囊长度长于一般球囊，其远期效果和技术还在研究之中。

5. 腹主动脉瘤带膜内支架封堵

腹主动脉瘤主要是由腹主动脉的退行性改变所致，并可能与局部动脉壁的酶学改变有关。病变段主动脉薄弱，继而受管腔内压力影响向外膨出，当发展到一定程度会导致腹主动脉的破裂，致死率高达 90%。长期以来，腹主动脉瘤的外科手术治疗创伤性大、风险高。介入治疗克服了外科手术创伤大的缺点，但可以达到与外科手术同样的效果。

6. 巴德-基亚里综合征介入治疗

由于肝静脉和（或）下腔静脉血流受阻致使门静脉及下腔静脉高压的临床综合征，称为巴德-基亚里综合征（亦称布-加综合征，Budd-Chiari 综合征，BCS）。其病因尚不明确，病理表现和分形复杂，有的是肝静脉和下腔静脉的局限性狭窄或闭塞，有的是血管内膜状结构形成，阻碍血液回流，导致下腔静脉瘀血和门静脉高压。肝静脉完全缺如型 BCS 最为严重，一旦出现临床症状，死亡率极高。介入治疗 BCS 的方法有：①下腔静脉造影或经皮穿刺肝内静脉造影，结合压力测定分析和判断病变的部位和程度。②对狭窄或者闭塞的血管试行再通，重建肝静脉和下腔静脉血流。③对完全没有肝静脉引流的患者，采用经过下腔静脉肝段穿刺肝内肝静脉残段的方法重建静脉和下腔静脉的通道(又称为第二肝门重建)，能够完全恢复肝静脉回流的生理通道，疗效远高于门-体静脉分流。

7. 门静脉高压并发症的介入治疗

门静脉高压是许多终末期肝病的病理生理改变，常导致腹水、食管静脉曲张破裂出血等严重并发症。内科的药物治疗效果局限，内窥镜下的食管静脉硬化和套扎技术在控制急性出血方面有肯定疗效，但是远期复发率高。外科的治疗方法包括断流和分流两类，前者是切断门-体侧支循环，后者是用手术的方法建立门静脉和体循环通道，将门静脉血流分流到体循环以降低门静脉压力，从而达到止血的目的。所有的外科方法都具有较大的创伤性，断流之后存在复发可能，分流以后可能会导致肝性脑病并发症，所以门静脉高压的治疗一直是临床难题。

经颈静脉肝内门-体静脉分流术(TIPS)是采用微创的方法插管进入颈静脉，越过上腔静脉和右心房到达肝静脉，在这个路径上导入穿刺针穿刺肝内门静脉，在肝实质内部建立一个肝静脉到门静脉的通道，再用PTA和内支架成形术来维持这个分流通道，达到建立小口径分流的目的。同时，还可以对曲张的食管或胃底静脉实施栓塞治疗(相当于外科断流)，充分发挥两种外科手术方式的优点。另外，小口径分流或者个体化地按照患者门静脉压力梯度调整分流通道的直径也是其独特的优势。最近的多中心临床研究显示，早期使用TIPS比内科保守治疗或者硬化结扎加上药物治疗的效果更佳，所以推荐将TIPS的适应证扩大，并有可能成为门静脉高压的一线治疗选择。

四、血管灌注

灌注术是通过介入操作的导管途径注入治疗相关的药物，以达到直接和更好的治疗效果。最常见的是局部溶栓和实体肿瘤的动脉灌注化疗。现在研制的溶栓导管可以在导向指引下置入血管内的血栓之中，直接注入溶栓药物，大大提高了溶栓效率，降低了溶栓并发症的发生率。

实体肿瘤的动脉灌注化疗基于以下研究结果：对于细胞周期非特异性化疗药物，药物的剂量和浓度与疗效成正比，局部化疗的优势在于没有提高全身总体药物负荷的前提下增加了局部浓度，提高了疗效。另外，局部灌注治疗可以减少血浆白蛋白对药物的结合，提高药物自由分子浓度，使这些非结合的自由分子能够进入细胞核发挥治疗作用。

溶栓术在脑血管缺血性卒中的治疗中越来越受到重视。脑血管缺血性卒中的发生是由于颅外的血栓栓子或局部脑血管形成血栓，致死率或致残率高，是目前严重影响健康的疾病。脑组织对缺血耐受性差，血管闭塞后几小时就会导致不可逆性的病理改变。现代影像学手段可以及时诊断缺血性卒中并排除出血的可能。介入放射学的导管内溶栓技术，如果能及时正确地实施，可以大大改变此类患者的预后。同样的原理，对周围血管的栓塞或血栓形成也可以采用溶栓技术达到治疗目的。

在进行深静脉溶栓的同时，为了防止大的血栓脱落到肺循环导致严重的肺动脉高压并发症，下腔静脉滤器常常用来阻挡较大的血栓脱落。这一技术也可以用来预防下肢深静脉血栓脱落或预防某些容易诱发深静脉血栓形成并脱落的外科手术并发症。

第三节　非血管病变的介入治疗

介入放射学起源于对血管的诊疗，但很快就发展到非血管方面的应用，其中应用比较广泛的有经皮穿刺活检技术、经皮穿刺导管引流技术、经皮穿刺肿瘤消融技术、管道器官的球囊扩张成形术和支架成形术等。

一、经皮穿刺活检

临床医学的发展不仅没有降低活检技术的应用，反而扩大了应用范围，原因是对疾病的诊断不仅要求定性，更要求对病理进行分型以及了解包括分子遗传学等特性在内的相关信息，以满足有效的个体化治疗。

现代影像技术的发展为准确的导向穿刺技术提供了保证。超声成像提供了实时导向而且没有辐射损害，现代的 DSA 设备可以融合各种断面成像和 CT 功能，加上辅助定位或导向技术增加了导向的精准性，结合穿刺部位选择适当的导向技术有利于减少对患者的损伤，提高穿刺的安全性和准确性。

在穿刺取材方面，要尽可能取得病变关键区域的细胞或组织。细针抽吸的安全性高，但只能获得细胞学材料；特制的活检针取得的组织学材料有利于组织病理诊断和基因学诊断，应该结合具体的临床需求选择取得材料的工具。

由于穿刺活检技术在取材方面有一定的随机性，所以临床判断结果的时候不能因为诊断的阴性结果而否认病变的存在，必要的多点取材或重复穿刺有时是非常重要的。许多疾病的病理变化是多样的，不仅是随时间和治疗与否的变化，而且在病变空间分布上也会有所不同，如实体肿瘤周边某些区域的组织会发生水肿，穿刺到炎症性水肿的组织材料并不能作为排除肿瘤诊断的证据。在判断结果时要综合考虑上述因素。

二、管道器官的成形术

血管狭窄病变的介入成形术被广泛地应用到非血管领域，如呼吸道狭窄、食管狭窄、肠道狭窄等，其基本操作技术和血管狭窄的治疗相似。但是从整体治疗效果来看还远远不如血管方面的应用，尤其是内支架成形术。关键的原因是内支架在被置入非血管脏器后，不能顺利地完成“内皮化”。管道器官的共同特点是直接或间接地与外界相通，各种微生物会在支架周边适应性生长，激发局部炎症反应和慢性肉芽增生，这种增生最终导致管道器官的完全闭塞，虽然有很多研究企图抑制这种肉芽增生，但是效果不够理想。

对先天性的管道器官狭窄可以首选球囊成形，为了避免管道器官内容物(尿液、胆汁等)对成形过程中造成的管道内膜损伤形成刺激而引起过度增生，有时需要内置引流管，保证一段时间内内膜的正常修复，维持管道直径。一般不对良性狭窄病变放置内支架，除非恶性肿瘤堵塞重要管道器官威胁患者生命时，才考虑用内支架技术作为姑息治疗的选择。

胆道的狭窄和闭塞在临床上比较常见，多为胰头部、十二指肠乳头附近和胆管壶腹部恶性肿瘤所致。这类患者会因为胆汁的淤积出现严重的黄疸，损害肝功能，手术切除是第一选择。但是部分患者的手术耐受力差，并发症和术后死亡率高，介入放射学提供手术前的胆道引流，可以有效地降低黄疸，改善肝功能，提高手术的耐受性和安全性。对不能完全手术切除的病例可以采用内-外联合引流技术或内支架技术维持胆道较长时间的通畅，达到姑息治疗的目的。单纯的外引流会导致胆汁的丢失和水、电解质紊乱，内科的相应处理对此类患者至关重要。虽然内-外联合引流可以避免这类问题，但是容易造成胆道的逆行感染，应该引起高度重视。

第四节　肿 瘤 介 入

在介入放射学中，肿瘤介入占有至关重要的地位。随着肿瘤微创治疗技术的进步，肿瘤介入治疗不再只是姑息性治疗手段，它同样可达治愈性效果，如肝血管瘤、子宫肌瘤等疾病的栓塞治疗以及小肝癌的消融治疗；对不能外科切除的肿瘤，介入微创技术可以使某些肿瘤降级行二期手术切除，获得治愈的机会，如部分肝癌病例由于肝移植或手术根治标准的限制，致使无法在一期行肝移植治疗，通过化疗栓塞治疗使肿瘤缩小后，可以实施肝移植等根治治疗；对于肿瘤并发症的治疗，介入微创技术也发挥着重要的作用，如肿瘤压迫或侵犯大血管导致血管阻塞时所使用的血管支架置入技术、肿瘤引起阻塞性黄疸时使用的经皮胆管引流技术等。

一、经皮穿刺局部肿瘤消融治疗

局部肿瘤消融治疗是借助医学影像技术的引导对肿瘤定位，局部采用物理或化学的方法直接杀灭肿瘤组织的治疗手段，主要包括射频消融(RFA)、微波消融(MWA)、冷冻消融、无水乙醇消融(PEI)以及高功率超声聚焦消融(HIFU)等。它们均有微创、安全、简便和易于多次施行的特点。影像引导技术通常使用超声、CT和MRI导向。由于采用先进影像技术引导，经皮肿瘤消融术能够实现定位准确、毁损彻底。目前，肿瘤的经皮消融治疗已经成为肿瘤的治愈性治疗手段之一，对某些肿瘤的治疗已经达到或接近外科切除的疗效。

(一)射频、微波消融

射频消融和微波消融是目前临床上最常用的两种热消融技术。其工作原理虽有差异，却都是将电能转换为热能，通过置入肿瘤组织内的射频或微波电极针，使肿瘤组织迅速升温达到100℃，使肿瘤组织发生凝固性坏死。在通过高温杀死局部肿瘤细胞的同时，热消融还可使肿瘤周围的血管组织凝固，有利于切断癌细胞的血供，防止肿瘤转移。有研究显示，热效应还可增强机体的免疫力，同时坏死物质被吸收作为内源性致热物，激发机体的抗肿瘤免疫功能，进一步达到抗肿瘤的目的。目前，射频和微波电极针通过技术改进，采用多弹头技术以及多针并列技术等使得一次穿刺消融毁损组织范围为6～7cm，大大提高了消融治疗的适用范围。RFA治疗小肝癌的远期疗效已达到外科手术切除的水平。因此，在小肝癌的治疗手段中，热消融已是备选的治愈性手段之一。

(二)冷冻消融

冷冻消融的主要原理是通过置于肿瘤内部的探针循环制冷，使探针及其周围组织迅速降至零下100℃的低温，使组织冰冻。然后再通过迅速升温使组织细胞水肿死亡，达到组织毁损的目的。目前，临床上最常用的冷冻消融术为氩氦刀。冷冻通过物理、化学、免疫、血管等多重打击引起肿瘤坏死，作用机制比热消融复杂。由于射频消融治疗、微波消融等热消融技术的最大缺陷是范围局限，对于较大的肿瘤，热消融易存在肿瘤残留，因此，更适用于直径 3cm 以下的肿瘤治疗。冷冻消融可以栓塞肿瘤小血管，阻断肿瘤生存营养的供应，并阻止癌细胞通过血液转移扩散。因此，有人认为冷冻消融更适用于 3cm 以上肿瘤的治疗。另外，射频消融治疗的过程中患者疼痛明显，而冷冻消融能有效止血、止痛，治疗过程中患者痛苦较小，同时冷冻消融治疗靠近大血管以及空腔脏器的肿瘤比射频消融更安全可靠。因此，冷冻消融的适应证更加广泛。

(三)化学消融

无水乙醇消融(PEI)是临床应用最广泛的肿瘤化学消融术。1983 年，Sugiura 等首先报道使用经皮乙醇注射治疗肝癌，因其安全有效、操作简便、费用低廉，目前，已成为肿瘤的重要治疗手段。PEI 是利用高浓度乙醇渗透到肿瘤组织，肿瘤细胞及其血管内皮细胞迅速脱水、坏死和血小板聚集而引起肿瘤内部的微血管栓塞、蛋白凝固、癌细胞变性和坏死以及癌周血管闭塞，继而引起产生癌组织缺血、凝固性坏死与纤维组织形成等病理生理反应，达到治疗肿瘤的目的。PEI 适用于直径较小的肿瘤的治疗。其局限性在于富有血供的肿瘤中大量的血流会冲刷乙醇，从而减弱对瘤细胞的脱水和凝固坏死作用。由于乙醇无法透过肿瘤内部的纤维隔膜，临床上常需进行多点、多针、多次注射，尽量使无水乙醇弥散覆盖整个瘤体，这在一定程度上增加了穿刺的次数，加重了患者的痛苦，并可能为恶性肿瘤的转移提供更多的机会。另外，对于酒精过敏的患者不适合进行无水乙醇注射治疗。

二、动脉灌注化疗栓塞术

动脉灌注化疗栓塞术是动脉内治疗技术的一种，它通过穿刺股动脉等浅表动脉，置入血管造影导管，在 DSA 引导下选择或超选择插管进入靶动脉，进行灌注化疗或栓塞等介入治疗。连续动脉灌注化疗系统是一种特殊的经动脉化疗技术，为延长动脉灌注化疗的持续灌注时间而设计。一般经表浅动脉插管，保留导管在肿瘤供血动脉内，导管尾端外接埋植在皮下的药盒(或称输液港)，方便连续从药盒灌注化疗药物。它具有连续灌注、相对并发症少、效果肯定、患者易于接受等优点。动脉栓塞术是将导管进一步超选择至肿瘤局部供血动脉，注入液体或颗粒性栓塞剂，使之进入靶血管并阻塞肿瘤微小动脉，从而使肿瘤组织缺血、坏死。临床上通常将动脉化疗和动脉栓塞结合用于肿瘤的治疗，称为经动脉化疗栓塞术。在非持续的动脉化疗中，多选用对癌肿的治疗效果与灌注区域的药物浓度成正比的化疗药物。由于采用了经动脉注入化疗药物的方法，其肿瘤局部药物浓度可比经静脉用药提高 10～100 倍，如果同时进行动脉栓塞则可使药物在局部滞留延长数小时至数周。因此，TACE 在很大程度上提高了肿瘤治疗的效果和安全性。

三、肿瘤介入的临床应用

(一)原发性肝癌和肝转移瘤的介入治疗

自 20 世纪 70 年代肝肿瘤介入治疗技术初步形成至今，肝肿瘤的介入治疗取得了巨大的进步。随着对肿瘤治疗理念的更新，肝癌综合治疗模式已被广泛认同。根据中国抗癌协会对 2008～2009 年全国超过 2000 例肝癌病例的调查统计，其中采用过介入微创手段的病例超过肝癌病例总数的 85%。因此，介入微创治疗已成为原发性肝癌和肝转移肿瘤的最主要的治疗手段之一。同时应该指出片面强调手术或介入等单一治疗手段的观点都已经落后，现代治疗理念强调综合诊疗的每一环节。因此，针对肝恶性肿瘤的治疗应该包括预防、筛查、分期、治疗等多个环节。

1. 经导管动脉化疗栓塞术(TACE)

由于正常肝组织受双重血液供应，25%为肝动脉供血，75%为门静脉供血，而肝恶性肿瘤的血供95%以上来自肝动脉，因此，肝动脉的栓塞可选择性地引起肿瘤的缺血坏死，而对正常肝组织的影响相对较小。目前，TACE已被公认为是中晚期肝癌的一线治疗选择，临床研究已经证实，对于失去手术指征的中晚期肝癌患者，其疗效明显优于其他治疗手段。动脉灌注常用的化疗药物可根据肝内肿瘤性质决定，原发性肝癌多选用蒽醌类化疗药物，而转移性肝癌可根据以往研究中有效的系统化疗方案来决定化疗药物。栓塞材料最常用的有碘化油以及颗粒性栓塞物，如聚乙烯醇等。近年来，有报道显示，采用药物承载微球可以进一步改进传统TACE疗效，而放射性微粒 ^{90}Y 使TACE在肝内肿瘤治疗方面的适应证进一步拓展。

TACE的主要适应证有如下几个方面。

(1)不能手术切除的中晚期肝癌，包括：①巨块形肝癌。②多发结节性肝癌。③门静脉主干未完全阻塞，或虽完全阻塞但肝动脉与门静脉间代偿性侧支血管形成。④外科手术失败或术后复发者。⑤肝功能(Child-Pugh)分级为A或B级，PST≤2分。⑥肝肿瘤破裂出血及肝动脉-门静脉分流造成门静脉高压出血。

(2)肝肿瘤切除术前应用，可使肿瘤缩小，有利于二期切除，同时能明确病灶数目。

(3)小肝癌不适合或者不愿意进行手术、局部射频或微波消融治疗者。

(4)控制局部疼痛、出血以及栓堵动静脉瘘。

(5)肝癌切除术后预防复发。

2. 经皮局部消融

肝经皮局部消融术可以使直径较小的单个肿瘤彻底坏死，同时对正常肝功能影响甚微。因此，经皮肝肿瘤消融治疗已经成为肝内肿瘤最重要的微创介入手段之一，在临床上得到广泛应用。

目前，国际肝癌学术组织已将消融治疗和外科手术都列为肝癌的治愈性治疗手段。它主要适用于单发肿瘤，最大直径≤5cm；或肿瘤数目≤3个，且最大直径≤3cm；无血管、胆管和邻近器官侵犯以及远处转移；对于不能外科手术切除的患者，或者作为移植前治疗，经皮局部消融术也是最安全、有效的姑息性治疗手段。

(二)肺癌的介入治疗

肺癌是严重危害人类健康的常见恶性肿瘤之一。多数患者于临床确诊时已属中晚期，从而失去手术切除机会。肺癌的介入治疗有气管内的介入治疗、经皮介入治疗和经血管的介入治疗。肺癌的经皮介入治疗有射频消融术、微波消融术、放射性粒子植入术或氩氦刀冷冻消融术。在适应证的选择上，包括无法手术切除的肿瘤如转移的、巨块形肿瘤；不适宜手术治疗的患者，如心肺功能严重减退、基础疾病多和高龄患者；不愿接受手术的患者或对开胸手术有恐惧感的患者。临床研究证实，经皮消融治疗对局限性尤其是周围性肺癌的疗效可以达到或接近手术切除的效果。另外，放射性粒子 ^{125}I 植入治疗也已广泛应用于肺癌治疗领域。放射性粒子植入治疗是利用放射性粒子 ^{125}I 释出的γ射线破坏肿瘤细胞的DNA双链，使细胞失去增殖能力。放射性粒子植入瘤体内，使肿瘤得到有效的射线量，而周围邻近正常组织受量仅为肿瘤受量的50%以下，且粒子释放射线缓慢，因而正常组织损伤较小，且在短时间内可得到修复。对原发性肺癌行经支气管动脉灌注化疗早在 20 世纪 60 年代中期就已开展，近期疗效显著。对合并气道阻塞并发症的肺癌患者，能帮助其较快恢复气道通畅，但由于缺乏临床远期疗效的循证依据，目前，尚无法取代肺癌全身化疗。气管内介入治疗通常在纤维支气管镜引导下进行，属于纤维支气管内镜学的范畴。

(三)肾癌的介入治疗

肾癌的介入治疗通常是栓塞治疗，其目的：一是术前栓塞以减少术中出血；二是对已不能手术切除的肿瘤进行化疗栓塞以控制肿瘤的生长并争取使肿瘤得以缩小，其中部分肿瘤以期获得二次手术机会。根据治疗目的的不同，所使用的栓塞物质亦有区别，一般以单纯术前栓塞为目的时多单独使用吸收性明胶海绵颗粒，有时因肾动脉主干难以达到完全闭塞而需追加弹簧圈；以治疗为目的的栓塞则多与化疗药物联合应用，如阿霉素和(或)丝裂霉素加碘油或吸收性明胶海绵颗粒等，亦可使用聚乙烯醇(PVA)微球替代吸收性明胶海绵。对于不适合手术的小肾癌，经皮消融治疗和放射性粒子植入治疗可以取得肯定疗效。

(四)盆腔恶性肿瘤的介入治疗

宫颈癌、宫体癌、膀胱癌的介入治疗以双侧髂内动脉灌注化疗为主。动脉化疗前先行髂内动脉造影以了解血管解剖情况。在可能的前提下，可选用超选择的肿瘤供血动脉进行栓塞治疗。各期膀胱癌、宫颈癌均适于进行动脉灌注化疗，有些非手术适应证患者经过 1 次至数次的动脉灌注化疗后可转变为适应证人群。动脉灌注化疗可以提高手术成功率，使肿瘤远期疗效明显提高。

(五)肝血管瘤的介入治疗

肝血管瘤为最常见的肝良性肿瘤，病理上属于肝血管的发育畸形。由于肿瘤生长缓慢，病程常达数年。50%～70%的患者临床无症状，仅在体检或其他原因行超声或 CT 等检查时发现。少数肿瘤较大(5cm 以上)的患者可出现压迫症状，主要是上腹部不适、发热、嗳气、腹胀、腹痛等。多数肝血管瘤不需治疗，只有在肿瘤较大、邻近器官受压移位、引起明显压迫症状者或引起肝被膜紧张导致疼痛者，以及肿瘤存在破裂、出血风险者才需要治疗。一般情况下可行肝动脉一次性栓塞，而瘤体较大时为减少并发症的发生可行分次栓塞。除了心、肾、肝衰竭以及一般状态差的患者外，无特殊禁忌证。需要指出的是，肝血管瘤为一种良性肿瘤，治疗时除了考虑疗效外，更重要的是要考虑其安全性。治疗时应尽可能超选择栓塞，栓塞剂以碘化油、无水乙醇为主。部分动脉造影没有明显肿瘤染色的肝血管瘤，栓塞效果不佳。此类病变采用细针穿刺，直接注入无水乙醇硬化治疗，可取得良好疗效。经导管栓塞结合经皮硬化治疗肝血管瘤的有效率高于 95%，是一种简单、有效、可靠和安全的微创治疗方法。

(六)子宫肌瘤的介入治疗

子宫平滑肌瘤临床上简称子宫肌瘤，肿瘤成分由平滑肌细胞和不同数量的纤维结缔组织组成，是育龄妇女常见的良性肿瘤。多见于 30～50 岁的妇女，发病高峰年龄为 41～50 岁(占 54.9%)。常见症状有月经过频、过多，经期延长，贫血等，尤其是黏膜下子宫肌瘤最容易出血，出血率几乎达 100%，而壁间肌瘤和浆膜下肌瘤出血率分别为 74%和 36%，严重贫血会影响患者的身体健康。其他症状包括肌瘤对周围器官的压迫症状(如尿频、里急后重感)以及患者的焦虑症状等。

Ravina 在 1991 年将子宫动脉栓塞术用于子宫肌瘤的治疗，提出了子宫动脉栓塞术治疗子宫肌瘤的新方法，并且在 1997 年及 1998 年发表了大样本临床研究报道，从而引起医学界的广泛兴趣，确立了栓塞治疗在子宫肌瘤治疗手段中的地位。

子宫动脉栓塞术的目标是将栓塞材料释放到子宫肌瘤的供血动脉，使肌瘤得不到所需养分，而逐渐萎缩，甚至完全消失。在达到治疗目的的同时，应避免栓塞对子宫的永久性损伤。

子宫动脉栓塞术，目前多采用聚乙烯醇(PVA)、海藻酸钠微球(KMG)等颗粒性栓塞物，超液化碘化油与平阳霉素混合液在临床也有应用，但值得注意的是超液化碘化油是液体栓塞剂，可进入毛细血管网，导致子宫肌层大面积坏死，以及卵巢的坏死甚至卵巢早衰。因此，选择超液化碘化油作为栓塞剂需慎重。治疗时多数需行双侧子宫动脉栓塞。主要适用于已明确诊断为子宫肌瘤且因之引起了明显的经血过多及占位压迫性症状的育龄期女性和绝经之前患者。栓塞对子宫出血的控制有效率接近 100%，对于缩小子宫和子宫肌瘤体积的有效率也在 80%以上。

第三章　MRI 检查技术

MRI 是将不同的 MR 信号强度用不同灰度来显示的。与其他的数字成像方式一样具有许多共同的特征。如空间分辨力、对比度分辨力和时间分辨力都是用来衡量 MRI 质量的重要参数。

1. 空间分辨力

MRI 空间分辨力的含义等同于 CT。当对高对比度的物体成像时，＜1mm 大小的结构能常规地分辨出来。可以通过减少厚度和增加数据的采集量来获得更高的分辨力。要增加数据的采集量就要必须增加 MRI 信号的采集，受检者常不能忍受很长的检查时间。提高空间分辨力的另一种方法是提高 MRI 信号的强度。信号强度的提高需要提高磁场强度。在临床上，使用的磁场强度是受到限制的。更高的磁场强度要求更强更高频率的 RF 脉冲，这往往是临床工作中不能解决的问题。

2. 对比度分辨力

磁共振成像的优势在于对低对比度组织的显示。普通 X 线成像时两种不同组织的对比度的显示主要是由一种参数来决定的，即 X 射线衰减系数。对绝大多数组织来说，这个 1% 的差别还要受散射线的影响而减弱。在 CT 成像时，散射线被大大地去除了，所以对比度分辨力被提高了。用 MRI 参数来显示生物组织之间的差别常常会多于 30%。例如，根据 X 射线衰减系数来对大脑组织进行 CT 扫描成像，脑灰质和白质之间的差别大概为 0.5%。同样地如果根据 MRI 参数成像，脑白质和脑灰质之间的差异为 30%～40%。这些差异可用来鲜明地区别两种组织。任何 MRI 都包含了 3 种不同的参数：自旋密度（SD）、T_1 和 T_2。用调节 RF 脉冲的序列来激励自旋的核，改变这三种参数就能够使显示的图像发生变化。

3. 时间分辨力

时间分辨力是指相邻数据采集之间的时间间隔。对人体各部位成像时，要尽量缩短成像时间，同时又要把被检者有意和无意运动造成的影像模糊降到最低程度。质量最好的图像通常包括四肢关节系统和头部，因为这些结构部位很容易被固定。允许有一个相应长的采集时间，因而成像质量高。

在每一个数据采集期间，我们只激励每一层里的自旋体。为了采集下一次数据，必须等到这些被激励了的自旋体重新回到平衡状态，这个过程叫作恢复。它是由 T_1 参数来控制的，组织的 T_1 值在 100～500ms。因此，在两次采集之间必须延迟大约 1s。如果要求 256×256 成像矩阵，那么最短的时间就是 256s，或超过 4min。增加数据采集效率的方法有两种：一是在自旋体回到平衡状态期间来激励和采集另外一层的数据；二是多层面同时采集，在自旋过程中可对 20 层层面同时进行采样，这种方法叫作多层面成像。所花时间大概为 10min，然而对于每一层面来说，平均每一层的采集时间还是比所认可的时间要长些，许多研究表明目前正在致力于缩短 MR 成像时间。

4. 窗技术

如同 CT 图像一样，MRI 也是数字化图像，是重建的灰度图像，因此亦具有窗技术显示和能够进行各种图像后处理的特点。MRI 显示的窗技术不同于 CT 图像，没有相对固定的值或范围，窗宽和窗位的值只要能满足符合临床诊断要求的 MRI 就可以。

第四章　呼吸系统及纵隔

第一节　气管支气管异物

气管支气管异物多见于儿童。常见的异物为植物性异物，如花生、谷粒、瓜子等，其他异物有义齿、金属制品等。右侧支气管异物一般比左侧多见。

一、病理与临床表现

气管、支气管内较大的异物可使支气管完全阻塞，引起阻塞性肺炎及肺不张。较小的异物引起呼气性活瓣性阻塞，发生阻塞性肺气肿。支气管因异物的刺激而发生黏膜充血、水肿，长期病变引起肺内纤维组织增生。

临床表现为刺激性呛咳、呼吸困难、青紫、气喘等。继发阻塞性肺炎时有发热和白细胞计数增高。

二、影像学表现

1. X 线

X 线胸片可显示不透 X 线的异物。为了对异物准确定位需要拍正位及侧位胸片。X 线可穿透的异物在 X 线胸片不能显示，根据气道阻塞的间接征象可以判断异物的位置。拍摄呼、吸气相的两张照片进行比较，可显示纵隔移位、肺野含气量异常等间接征象。例如，支气管异物引起呼气性活瓣性阻塞时，呼气时患侧肺的气体不易呼出，含气量比健侧多，纵隔向健侧移位，吸气时纵隔位置恢复正常。合并阻塞性肺炎时肺内有斑片或大片状阴影，可有肺体积减小。支气管完全阻塞可引起肺不张。气管异物引起的呼气性活瓣性阻塞使两肺发生阻塞性肺气肿。

2. CT

CT 检查可发现密度较低的异物。螺旋 CT 的多平面重建有助于异物的显示。

三、诊断与鉴别诊断

患者有异物吸入的病史和典型的临床表现。X 线检查用于确诊及异物定位。对于 X 线可穿透的异物，X 线检查诊断困难。CT 有助于发现密度较低的异物。有的患者异物吸入的病史不明确，X 线表现为长期阻塞性肺炎或肺不张，CT 检查可用于判断有无支气管异物。

第二节　肺 部 炎 症

肺炎可由多种病原体(细菌、病毒、支原体等)感染引起，以急性肺炎多见。根据影像表现不同可分为大叶性肺炎、支气管肺炎(小叶性肺炎)和间质性肺炎。影像学表现无法按照病原菌及病因进行分类，但可在一定程度上提示所感染病原菌的类型，如大叶性肺炎病原菌多为肺炎链球菌，支气管肺炎的病原菌多为金黄色葡萄球菌，病毒和支原体感染引起的肺炎多表现为间质性肺炎。

一、大叶性肺炎

(一)病因病理

大叶性肺炎是细菌性肺炎中最常见者，90%以上由肺炎链球菌引起，以3型肺炎链球菌毒力最强。金黄色葡萄球菌、肺炎克雷白杆菌、溶血性链球菌和流感嗜血杆菌引起的肺炎也可呈大叶性肺炎表现。

病理改变以纤维素渗出为主，一般为单侧肺，以左肺下叶多见，按发展过程分为充血水肿期(病变早期)、红色肝样变期(1～2d后)、灰色肝样变期(3～4d后)和溶解消散期(5～10d后)。

(二)临床表现

本病多为青壮年急性起病，突发高热、寒战、咳嗽和咯铁锈色痰。病变早期(充血水肿期)可有高热、咳嗽等症状。听诊出现捻发音和湿啰音，实变期由于肺泡腔内的红细胞破坏、崩解，形成变性的血红蛋白而使痰呈铁锈色。消散期由于渗出物液化，听诊可闻及湿啰音。病变多于2周内吸收，临床症状的减轻多较病变吸收早，少数可延迟至1～2个月吸收，也可迁延不愈，演变为机化性肺炎。

(三)影像学表现

大叶性肺炎的影像学表现可一定程度反映其病理变化。

1. X线

充血期X线检查呈肺纹理增强、透明度减低或可见淡薄而均匀的阴影，也可无异常发现。实变期可见大片致密阴影(肺实变)累及整个或大部分肺叶，可见空气支气管征。病变的形状与所在肺叶的解剖形状有关。消散期病变区阴影密度逐渐减低，透亮度增加，病变吸收的不均匀导致此期多表现为散在斑片状阴影。

2. CT

充血期可见边缘模糊的片状磨玻璃密度阴影。实变期可见肺叶、肺段分布的大片致密阴影，空气支气管征较胸片更明显，强化可见其内灶性坏死。消散期病变吸收，呈散在、大小不等的斑片状阴影。各期均可见胸膜反应性增厚或胸腔积液。

(四)诊断与鉴别诊断

青壮年急性起病，突发高热、寒战，咳嗽和咯铁锈色痰，胸片或CT示病变累及整个肺叶或肺段，提示本病可能。大叶性肺炎实变期须与肺结核、中央型肺癌所致阻塞性肺不张及肺炎型肺癌鉴别；消散期应与浸润型肺结核鉴别。依据临床表现和X线检查可确诊，CT检查多用于鉴别诊断。细菌学检查有助于确定病原菌，选择敏感药物治疗。

二、支气管肺炎

(一)临床表现

支气管肺炎多见于婴幼儿，为小儿最常见的肺炎，此外还多见于老年和体弱者，大多起病较急。典型的支气管肺炎常有发热、咳嗽、咳泡沫黏液脓性痰、气促、呼吸困难，病变部位可闻及固定的细湿啰音，新生儿、早产儿、重度营养不良儿身体极度衰弱者表现可不典型。轻症主要累及呼吸系统，重症可累及其他系统(循环、消化、神经系统)而出现相应的临床表现。

(二)影像学表现

1. X 线

病变多发生在两肺中下野的内中带。支气管及周围间质的病变表现为肺纹理增多、增粗和模糊。小叶性渗出与实变则表现为沿肺纹分布的斑片状模糊致密影，密度不均。密集的病变可融合成较大的片状，病变广泛者可累及多个肺叶。小儿患者常见肺门影增大、模糊并常伴有局限性肺气肿。

2. CT

两肺中部、下部支气管血管束增粗、模糊，周边散在大小不等的斑片状、结节状阴影，一般为 1～2cm，边缘模糊，有时可见其周围由小叶支气管阻塞所致的局限性过度充气，呈 1～2cm 的泡状透亮影。

(三)诊断与鉴别诊断

婴幼儿或年老体弱者，急性发病，高热、咳嗽、咯泡沫或脓性痰；胸片示两肺中下野内中带多发小斑片状阴影，应考虑本病，一般胸片即可诊断。年老、症状不典型者应与肺癌引起的阻塞性肺炎鉴别。CT 检查多用于鉴别诊断。

三、支原体肺炎

(一)病因病理

支原体肺炎是由肺炎支原体感染引起的呼吸道和肺部的急性炎症。为社区获得性肺炎常见的感染。病理基础为细小支气管壁、肺泡壁与其周围的浆液性渗出和炎细胞浸润，由于细小支气管黏膜的充血水肿致狭窄阻塞，致使肺气肿或肺不张。炎症可沿淋巴管扩展引起淋巴管炎和淋巴结炎。

(二)临床表现

本病秋冬时期多见，儿童和青壮年发病率高，潜伏期为 1～2 周，起病缓慢，有时有咳嗽，多为干咳，伴有黏痰，或为顽固而剧烈的咳嗽，偶有血痰、胸痛。有时表现为肌肉酸痛或恶心、呕吐、食欲不振等消化道症状。约 1/3 的患者无明显症状。

冷凝集试验和链球菌 MG 凝集对本病诊断有帮助。一般于发病 7～10d 后血清凝集素效价升高，凝集价高于 1∶32 或动态观察升高 4 倍以上有意义。

(三)影像学表现

1. X 线

早期病变呈间质炎性改变，表现为肺纹理增粗及网状阴影，病变发展可于数日后出现片絮状阴影，密度较淡，边缘模糊，多发于中下肺野。

2. CT

表现为网状阴影，支气管血管束增粗，可见小斑片状模糊影沿增粗的支气管血管束分布，边缘模糊，雾状或磨玻璃状。较小的腺泡阴影和小叶阴影可逐渐融合成片状阴影。病变于 1 周开始吸收，一般于 2～4 周最迟 6 周可完全吸收，不留痕迹。

(四)诊断与鉴别诊断

(1)支原体肺炎以间质病变为主，一般不伴有白细胞计数增高。本病应注意与细菌性肺炎、过敏性肺炎和浸润性肺结核鉴别。

(2)细菌性肺炎以实质病变为主，伴有高热和白细胞计数增高。

(3)发生于上叶的支原体肺炎不易与浸润性肺结核鉴别，可于治疗后动态观察，肺结核在数周内一般无明显变化。

(4)过敏性肺炎有致敏物质接触史，阴影更为淡薄，吸收更快，可伴有嗜酸性粒细胞升高。

四、肺脓肿

(一)病因病理

由肺部化脓菌感染引起的化脓性肺炎致细支气管阻塞，小血管炎性栓塞，继发肺组织坏死液化形成。吸入性肺脓肿的致病菌多为口腔厌氧菌，血源性肺脓肿的致病菌多为金葡菌。还可由附近器官感染直接蔓延而来，如胸壁感染、膈下脓肿或肝脓肿可直接蔓延累及肺部，最常见的病原菌为葡萄球菌、链球菌、肺炎球菌等。急性肺脓肿常呈空洞表现，急性期空洞壁由坏死肺组织和肺实变组成，内有较多脓液；亚急性期主要由增生的肉芽组织构成，周围伴有一定程度的肺实变或肺泡水肿；慢性期洞壁肉芽组织逐渐被纤维组织替代，洞壁变薄，内容物排出，边界清楚。若支气管引流不畅，坏死组织残留在脓腔内，炎症持续存在，则转为慢性肺脓肿。脓腔周围纤维组织增生，脓腔壁增厚，周围的细支气管受累，导致变形或扩张。

(二)临床表现

急性特征表现为高热、寒战、胸痛，咳大量脓臭痰。痰性状对判断病原菌类型有一定帮助。慢性肺脓肿可有咳嗽，咳脓痰或血痰，不规则发热，贫血，消瘦和杵状指等。

(三)影像学表现

CT 多呈类圆形的厚壁脓腔，脓腔内可有液平面出现，脓腔内壁常表现为不规则状，周围有模糊炎性影。脓腔壁为软组织密度，增强扫描明显强化。

五、肺部真菌感染

(一)病因病理

肺部真菌感染较少见，通常发生于免疫功能低下、长期应用激素和抗生素或经常接触发霉物质者。常见的致病菌有放线菌、奴卡菌、白色念珠菌、隐球菌和组织胞浆菌。感染途径有内源性，如白色念珠菌；外源性，如奴卡菌和隐球菌；继发性，如放线菌。病理基础为炎性渗出、坏死、化脓、结节性肉芽肿和真菌球形成。

(二)临床表现

临床上有发热、咳嗽、咳痰、咯血、胸痛和呼吸困难等症状。

(三)影像学表现

真菌病的影像学表现具有多样性，可表现为支气管炎、支气管肺炎、大叶性肺炎甚至肿块和空洞影，形态多变且可互相转化。不同菌种所致感染表现各异，同一菌种在不同条件下及感染的不同时期表现也不同。

X 线及 CT 表现在急性期多以斑片状阴影为主，以中下肺野多见，边缘模糊。病变进展可呈肺脓肿样改变，形成厚壁空洞。病灶周围可伴有条索状影、胸膜肥厚粘连、肺门淋巴结肿大和胸腔积液等。慢性期呈慢性炎症或肺内结节改变。

(四)诊断与鉴别诊断要点

肺郭真菌感染需反复多次培养出致病菌方可确诊。但由于正常情况下呼吸道内可存在真菌，所以真菌培养诊断亦很困难，需通过临床表现、实验室检查、影像学检查和疗效等做出综合诊断。

第三节　尘 肺 病

尘肺病是由于吸入的无机颗粒物沉积在肺部并使肺、呼吸道失去正常的生理功能的疾病。

良性尘肺病：没有症状或轻微症状(未纤维化)时，X 线能够显示异常。锡→锡尘肺，钡→钡尘肺，铁→铁尘肺。

能导致肺纤维化的尘肺(有症状表现)：硅→硅肺病，石棉→石棉肺，煤矿工尘肺病。

一、国际劳工组织(ILO)分类

所有尘肺病从产生少量小结节到后期肺病都具有类似 X 线表现特征。

较小斑块：大小，结节：p=≤1.5mm，q=≤3mm，r=>3～10mm；网状：s=细小，t=中等，u=粗糙；网状结节：x=细小，y=中等，z=粗糙(非 KO 分类)。

位置(肺叶)：肺中上部或稍下部。

级数(聚集程度)：1 级=少量结节，2 级=肺纹理仍可见，3 级=肺纹理模糊。

大面积斑块：大小，A=≤5cm，B=半肺或上部肺叶受累，C=大于半肺或上部肺叶受累。

其他特征：胸膜增厚，片状；胸膜钙化，弥散。

二、硅肺病

致病源是来自石英、方石英、鳞石英中的二氧化硅(SiO_2)。硅肺病严重程度与吸入物总量有关，因较大颗粒能被上呼吸道清除，所以吸入物颗粒直径<5μm。治疗方式为隔绝含硅尘空气。硅肺病不同于煤矿工尘肺病，停止接触硅尘后仍然可以发展。可使用异烟肼预防。多为如下职业接触史(只有超过 20 年接触史中 5%的患者能发展为复杂尘肺病)：采矿(金、锡、铜、云母)，采石(石英)，喷沙等。

(一)病理

硅被肺吞噬细胞所吞噬，细胞毒素反应导致肉芽肿形成，肉芽肿发展为硅结节(直径为 2～3mm)，肺组织纤维化与结节连接。

(二)临床表现

1. 慢性硅肺病

(1)20～40 年接触史。

(2)主要影响上部肺叶。

(3)罕见发展成大面积纤维化。

2. 加速发展硅肺病

(1)5～15 年较重接触史。

(2)影响中部及下部肺叶。

(3)并发症：肺结核，25%；胶原血管性疾病，10%；硬皮病，RA；系统性红斑狼疮病；类风湿尘肺。

3. 急性硅肺病

(1)少于3年接触史。

(2)爆发性过程。

(3)肺结核，25%。

4. 类风湿尘肺

(1)风湿性关节炎。

(2)肺部疾病：硅肺病(少见)或煤矿工肺病(多见)，风湿结节。

(三)X线表现特征

(1)结节样改变(通常特征)：结节1～10mm；钙化结节，20%；上部肺叶大于下部肺叶；合并结节导致部分肺实质模糊。

(2)网格样变可以先于或同时伴随结节样变。

(3)肺门增大：普通；蛋壳样钙化，5%。

(4)进一步发展为大面积纤维化(PMF)：结节合并增厚(＞1cm)，后期肺上叶出现块状影，通常双侧出现，肺门缩小。并发症：肿瘤，肺结核，感染。

三、煤矿工尘肺病

尘肺病的发生与吸入的煤炭颗粒种类有关：无烟煤(尘肺病发生概率占50%)＞含沥青煤尘＞褐煤(10%)。

病理：煤炭颗粒聚集在细支气管内。

X线表现：①X线表现与硅肺病表现无区别。②单纯(出现网状结节)尘肺病：多发于中上肺叶，结节大小为1～5mm，结节周围有中心性气肿。③复杂尘肺病伴有渐发展的大面积纤维化：通常由简单煤尘肺病发展而来，病灶直径＞1cm。

四、石棉肺

吸入石棉粉尘导致的一系列胸部疾病表现。

胸膜：①胸膜斑块(胶原质透明样变)；②弥散性增厚；③轻度胸腔积液；④胸膜钙化。

肺：①纤维空洞(石棉沉滞症)；②肺膨胀不全；③纤维聚集。

恶变：①恶性间皮瘤；②支气管癌变；③咽喉癌变；④胃肠道恶变。

纤维致病程度：青石棉(南非)＞贵橄榄石(加拿大)。

风险职业：①建筑、拆迁工人；②绝缘材料生产工人；③管道安装工人、造船工人；④石棉矿。

(一)与石棉相关的胸膜疾病

1. 局部胸膜斑

胸膜壁层胶原质透明样变。

(1)部分胸膜增厚：①胸膜斑不具有正常胸膜功能；②石棉接触者多具有共同表现特征；③好发部位：侧方，胸后外侧中、稍下部；④只有15%的胸膜斑胸部平片可见。

(2)弥漫性胸膜增厚：①较局部胸膜斑发生概率少；②与局部胸膜斑不同的是，弥漫性胸膜增厚可以引起呼吸症状；③叶间裂增厚；④可能导致肺膨胀不全。

2. 胸膜钙化

①胸膜钙化；②胸膜斑中心可形成钙化；③包含未被包裹的石棉纤维，但未形成石棉小体；④通常是超过20年发病史。

3. 良性胸腔积液

与石棉相关疾病的早期症状，是无菌渗出液，诊断应区别其他以下胸腔积液：①恶性间皮瘤；②支气管癌；③肺结核。

4. 圆形肺不张

圆形肺膨胀不全伴有胸膜增厚。但是圆形肺膨胀不全不是石棉肺特有的，凡胸膜增厚和石棉肺患者都具有此征象。大多位于肺后下部。

X线表现：①肺外围圆形团块；②胸膜增厚(与石棉有关的疾病)；③团块周边高密度；④团块不会完全被肺组织包绕；⑤肺膨胀不全部分与胸膜成锐角；⑥彗尾征：支气管和血管向团块聚拢；⑦部分肺组织消失：被裂隙取代。

(二)石棉肺

(1)特指由石棉引起的肺部纤维空洞。

(2)X线表现类似于IPF：①网状、线状；②首先发于胸膜下；③从底部向顶端发展；④后期出现蜂窝样变；⑤无肺门淋巴结肿大。

(三)与石棉有关疾病的恶变

7000倍增加为间皮瘤(一生中患病风险10%，潜伏期＞30年)，7倍为支气管癌，3倍为消化道瘤。

第四节　胸 膜 病 变

胸膜疾病包括外伤、结核性胸膜炎、化脓性胸膜炎、胸膜良性及恶性肿瘤等。以结核性胸膜炎和转移瘤常见。

一、胸膜肿瘤

(一)胸膜间皮瘤

胸膜间皮瘤从胸膜间皮发生，病理上为胸膜间皮细胞的瘤样增生。胸膜间皮瘤分为良性的局限型间皮瘤和恶性的弥漫型间皮瘤。局限型间皮瘤无明显临床症状。弥漫型间皮瘤有胸闷、气短及胸痛，进行性加重。

影像学表现：局限型间皮瘤呈扁丘形或球形，位于胸膜下。有蒂的间皮瘤可随体位变化而移位。从肺叶间发生的间皮瘤可呈梭形。CT增强扫描有强化。

弥漫型间皮瘤有广泛的胸膜增厚，胸膜有多发结节及肿块。胸膜增厚可超过1cm，引起胸廓变窄、胸椎侧弯。有的病例表现为胸腔积液，多为大量积液，且液体增长较快。胸腔积液常合并胸膜肿块，可合并肋骨破坏。

(二)胸膜转移瘤

有些恶性肿瘤如乳癌、肺癌、淋巴瘤可转移到胸膜。临床表现为胸痛、进行性加重的胸闷和气短。X 线和 CT 主要表现为胸腔积液，积液增长快。纵隔胸膜增厚明显，胸膜厚度多在 1cm 以上，胸膜上有多发结节，可合并胸壁肿块和肋骨破坏。

二、胸膜损伤

外伤、结核、肿瘤、肺大疱均可引起胸膜损伤。发生气胸时突然出现呼吸困难，胸部不适。少量气胸临床症状较轻，张力性气胸呼吸困难较重。除气胸引起临床症状外还有原发病症状。X 线和 CT 主要表现为气胸和液气胸。

在胸膜病变的检查方法上，超声检查比较简单易行，超声可以发现胸腔积液、胸膜增厚及胸膜结节。X 线胸片、CT 平扫和增强是常用的检查方法。X 线胸片随访可用于观察胸腔积液增长速度。MRI 可较全面观察胸膜病变及合并的胸壁病变。

第五节 纵隔疾病

一、胸内甲状腺

(一)病因病理

甲状腺肿大向下延伸进入胸廓称胸内甲状腺，包括胸骨后甲状腺肿和异位胸内甲状腺。病灶可部分或全部位于胸内，良性者多为颈部甲状腺峡部或颈部甲状腺下极的肿大、甲状腺腺瘤或囊肿 等逐渐坠入胸内，恶性者多为甲状腺癌。胸内甲状腺一般多位于前上纵隔，占纵隔肿瘤的 1.6%～14.5%，以良性者居多，异位胸内甲状腺、囊肿或恶性者少见。

(二)临床表现

本病多见于 40～50 岁的女性，男女比为(1∶3)～(1∶6)。单纯性胸内甲状腺肿多无症状，肿块较大时可出现压迫症状，如气促、声嘶和吞咽困难等，个别可伴有甲亢。

(三)影像学表现

1. X 线

直接征象表现为前上或中上纵隔的肿块影，肿块未超出纵隔缘可仅表现为密度增高，超出纵隔缘可向一侧或两侧突出，以右侧突出多见。肿块多为椭圆形，边缘锐利清晰，透视下可见其随吞咽动作上下移动。病灶内可有钙化，良性病变钙化多呈点、片状和细颗粒状，肿瘤囊变者钙化呈弧状或环形。

间接征象为气管、食管、血管受压变形移位甚至上腔静脉综合征等。

2. CT

多位于前上纵隔，异位胸内甲状腺可见于纵隔内任何部位，追踪肿块断面图像或冠状位、矢状位重建图像可见纵隔肿块与颈部甲状腺相连。肿块密度与病变性质有关，一般为密度接近或略高于胸壁肌肉，增强后早期即有明显强化，延迟扫描仍呈明显增强表现。伴有囊变、钙化可致密度不均匀，CT 显示胸内甲状腺肿的钙化发生率约为 30%。甲状腺囊肿呈水样密度，内容物不强化，囊壁可强化并可伴有弧形钙化。病变较大者可见周围结构(气管、食管和大血管)的受压变形移位等间接征象。

3. MRI

信号随颈部甲状腺肿的原因不同而不同。甲状腺腺瘤呈等 T_1、略长 T_2 信号，囊变区或

甲状腺囊肿呈长 T_1、长 T_2 信号。MRI 矢状面及冠状面成像，可清楚显示前上纵隔肿块与颈部甲状腺相连续的关系。

(四)诊断与鉴别诊断

胸内甲状腺瘤多位于气管的前方或侧方，多与颈部甲状腺相连，多数病灶可随吞咽上下移动。右上纵隔的胸骨后甲状腺肿须与无名动脉伸展扭曲及无名动脉瘤鉴别，后者多有搏动。

二、畸胎类肿瘤

(一)临床表现

肿瘤较小时没有症状。当逐渐长大、继发感染或恶变以及累及周围组织器官时可产生相应的表现，如胸痛、胸闷、咳嗽、气促、发热；累及心包引起心包积液；穿破支气管和肺可咳出皮脂和毛发；穿破胸膜腔则产生胸腔积液或感染。

(二)影像学表现

1. X 线

典型的成熟型畸胎瘤内可见骨、牙齿等异常钙化影，肿块较大者可见纵隔增宽。

2. CT

绝大多数位于前中纵隔，因肿瘤的组织成分不同密度差异较大。囊性畸胎瘤(皮样囊肿)呈单房或多房的厚壁囊肿，囊肿呈圆形或卵圆形，内容多为均匀一致的液体，如继发感染则边缘毛糙。如出现液-脂平面，则对诊断良性畸胎瘤有特异性。典型的畸胎瘤表现为密度不均的类圆形或不规则形软组织肿块，其内可见脂肪密度和钙化、骨化影。畸胎瘤亦可表现为囊实性肿块，其内有液体、软组织以及脂肪或钙化、骨化成分。

3. MRI

与囊性畸胎瘤 CT 表现相仿，囊内液体型号变化较大，T_1WI 大多呈低信号，T_2WI 呈高信号，当脂质含量较多时呈高信号。囊壁的钙化在 MRI 上不能显示。实性畸胎瘤信号不均匀，T_1WI 图像显示最清晰，脂肪信号呈高信号，软组织成分呈中等信号，水样液体呈低信号，T_2WI 呈不均质高信号。

(三)诊断与鉴别诊断

含有软组织、脂肪以及钙化或骨化多种成分的畸胎瘤，以及有液-脂平面的囊性畸胎瘤诊断不难。对仅含有水样密度的畸胎瘤应注意与胸腺囊肿、心包囊肿等鉴别。其他少见生殖细胞肿瘤，还有精原细胞瘤、内胚窦瘤、胚胎癌、绒毛膜上皮癌等，均表现为实性或混合性肿块，缺乏特异性表现。

三、心包囊肿

(一)病因病理

心包囊肿也称“心包间皮囊肿”，可能为先天畸形，在体腔发育过程中形成。囊肿可发生在心包的任何部位，但以心膈区域最常见。

(二)临床表现

本病多无症状，偶在体检时发现。心包囊肿的内壁为单层的间皮细胞，外壁为疏松的纤维组织，囊内含有澄清透明的液体。囊肿通常为单房，大小不等，一般直径为 3～7cm。

(三)影像学表现

1. X 线

心包囊肿多位于心膈角区，以右侧多见，呈圆形或椭圆形，密度均匀，轮廓光整，无钙化。小囊肿可伸入斜裂呈泪滴状，具有特征性。

2. CT

表现为轮廓光整的圆形或椭圆形肿块，与心包不能分离，多数为水样密度，也有较高密度的。囊壁一般无钙化。增强扫描囊壁强化不明显，囊内容物无强化。

3. MRI

T_1WI 呈低信号，T_2WI 呈高信号，边缘光整。

(四)诊断与鉴别诊断

心包囊肿主要应与心包脂肪垫和心包憩室相区别。心包脂肪垫没有完整的轮廓，含脂肪组织，CT 值测定为负值，可以鉴别。心包憩室与心包囊肿有时鉴别困难，关键是看其是否与心包腔相通。

四、神经源性肿瘤

(一)临床表现

成人最常见的为神经纤维瘤和神经鞘瘤，以 20～30 岁年龄组最多见。儿童中最常见的为神经母细胞瘤和神经节母细胞瘤，通常发生在 10 岁以内，特别是 1 岁以内的婴儿。大多数患者无明显症状，偶在体检时发现，也可因肿瘤压迫邻近器官而出现相应症状。

(二)影像学表现

1. X 线

表现为后纵隔脊柱旁的圆形或椭圆形肿块，上下径常大于横径。边缘光滑，可略呈分叶状，密度较高且均匀，钙化少见。侧位片上肿块后缘都与椎间孔相重叠，临近椎间孔可扩大。

2. CT

肿瘤大都位于脊柱旁沟区，呈圆形或椭圆形，可有前分叶。多为软组织密度，CT 值为 30～50Hu，密度均匀，略低于临近肌肉密度，如肿瘤发生坏死液化、含脂肪或钙化时，则密度可不均匀。增强扫描呈均匀或不均匀中度强化。良性肿瘤边缘光滑、界限清晰；恶性肿瘤往往体积较大、密度不均、边缘毛糙，与周围组织界限不清。肋骨和胸椎的压迫性侵蚀主要见于良性肿瘤，不规则溶骨性破坏均见于恶性肿瘤。相邻椎间孔的扩大表明肿瘤已伸入椎管内，为神经源性肿瘤的特征性表现。恶性神经源性肿瘤可侵犯胸膜，还可发生血行转移，淋巴转移少见。

3. MRI

可多方位成像，无须造影剂即可区分肿瘤与大血管，对于肿块的大小和范围，尤其是椎管内的侵犯情况及脊髓受压程度等，可提供更多的信息。

(三)诊断与鉴别诊断

神经源性肿瘤主要与食管外生性肿瘤鉴别，后者除见软组织肿块外，食管壁呈环形增厚，上方管腔扩张，结合钡餐透视诊断不难。还须与食管裂孔疝鉴别，CT 扫描时，让患者口服造影剂可鉴别。脊柱本身病变多以骨质破坏为主，软组织肿块改变较轻。

第六节　肺炎性假瘤

一、概述

肺炎性假瘤一般认为是非特异性炎症局限化形成的一种瘤样炎性增生性疾患，是由多种细胞、新生的毛细血管和纤维结缔组织构成的肺内炎性肉芽肿，故称为肺炎性假瘤。

二、临床与病理

多数患者可无症状，于胸部摄片或透视时偶然发现。如肿块位于大的支气管附近，可刺激支气管引起咳嗽、咳痰和痰中带血丝，少数患者可有咯血。位于肺表面的炎性假瘤累及胸膜，可引起胸痛，肿块位于支气管腔内者可导致肺炎或肺不张的相应症状。

三、影像学表现

一般以 X 线胸片作为首选，诊断困难时应进行 CT 检查，必要时行介入穿刺活检确诊。

(一)X 线

肺炎性假瘤胸片上表现为团块状影，其形态多种多样，可呈圆形、椭圆形或三角形，密度均匀，边缘较清晰，病灶边缘有少量纤维条状影像向周围肺野伸展。大块病灶轮廓可不规则，有时呈多角形，小病灶轮廓较光整，少数病例可显示空洞。病灶分布可为大灶性、节段性或肺叶性，或有跨段及跨叶现象。当邻近胸膜增厚遮盖病灶时，近胸膜处的病灶边缘模糊不清。

(二)CT 表现

多表现为圆形、类圆形软组织肿块影，密度均匀，可有浅分叶边缘光滑。部分病灶边缘可见尖角状突起，且与附近胸膜相延续。部分病灶边缘模糊不清，形态不规则。平扫病变 CT 值在 30～40Hu。增强 CT 扫描，病变可出现边缘强化或均匀强化。随访观察，病灶多无明显变化。有时肿块与肺门、胸膜之间可见粗长纤维条状致密影。

(三)MRI

肿块于 T_1WI 呈中等信号，T_2WI 呈高信号。

(四)超声

实质性非均匀肿块，内可有小液化无回声区，无包膜回声，后方回声稍增强；彩色多普勒超声血流显像(CDFI)肿块内有丰富血流，呈动脉型频谱，血流速度为高速高阻型。

四、诊断与鉴别诊断

(一)诊断要点

临床症状多不典型，部分患者有肺炎史，影像学表现对大部分炎性假瘤可确诊，但部分病例有赖于病理检查。

(二)鉴别诊断

影像学表现缺乏特异性，与结核瘤、周围型肺癌、急性球形肺炎鉴别；除动态观察及结合临床外，鉴别有困难时，及时行穿刺活检。

第七节 肺动静脉瘤

一、概述

肺动静脉瘘是肺动脉、静脉之间的异常交通，使一部分未经氧化的静脉血直接流入左心系统，引起不同程度的体循环缺氧。异常交通的流入血也可来自体循环系统。

二、临床与病理

患者可无症状，当肺动静脉瘘破裂时常有不同程度的咯血。较大的肺动静脉瘘可出现呼吸困难、发绀、杵状指/趾、红细胞增多。如属遗传性毛细血管扩张者，常伴有皮肤及黏膜血管扩张。若病变靠近胸膜，吸气时在相应部位可听到“心外性”血管杂音，为本病的特征性表现。

先天性肺血管畸形可引起肺动脉、静脉直接相通而形成肺循环短路，病理学上是扩大的动脉经过很薄的动脉瘤囊直接进入扩大的静脉，可分为两型：肺动脉与静脉之间的直接交通、体循环与肺循环的直接交通。

三、影像学表现

X 线检查为首选，CT 和 MRI 可更清晰地显示病灶，必要时行动脉造影确诊。疑为本病时避免穿刺活检。

(一)X 线

肺动静脉瘘表现为圆形、椭圆形或略呈分叶状密度增高的均匀一致阴影，大小不等，边缘清晰，多发性病变分布于两侧肺野或一侧肺野的两叶以上。病变区可见粗大的血管影像与肺门相连，在透视下大多数病变可见搏动。

(二)CT

CT 扫描能清晰地显示病变的外形轮廓及密度，根据 CT 值可确定其病变呈囊性。CT 平扫能显示呈水平走向的引出静脉，增强扫描可确定病灶为血管性疾患。CT 扫描能发现平片或体层片所不能显示的小动静脉瘘。

(三)MRI

MRI 是本病诊断的有效方法，血管畸形因流空效应而无信号，壁薄，边缘清晰。

(四)血管造影

显示 AVM 供养动脉来源，血管粗细、数目及瘤囊情况。

四、诊断与鉴别诊断

(一)诊断要点

临床表现与影像学表现结合可提示诊断，确诊需靠血管造影。

(二)鉴别诊断

典型表现结合病史诊断明确。不典型者需与肺结核、良性肿瘤和肺癌鉴别。

第五章 胎儿畸形

第一节 头颅畸形

一、露脑畸形及无脑畸形

(一)病理变化

露脑畸形及无脑畸形是开放性神经管畸形最常见的一种，因神经管头段未发育或未闭合形成，女婴占绝大多数。胎儿缺少头盖骨，脑实质极少，脑髓暴露，大脑半球由厚几毫米到几厘米的紫红色、无定型的团块组成。眼球突出，似青蛙眼，但面部尚正常。无脑畸形常合并脊柱裂和羊水过多。露脑畸形及无脑畸形是病变过程的不同阶段。

(二)临床表现

羊水过多时，子宫大于正常妊娠月份，腹部检查常不能触及胎头。无脑畸形常发生在妊娠 26d 左右，此时超声尚不能发现。

(三)超声特征

(1)胎头回声紊乱，多切面扫查均无椭圆形高回声环显示及脑中线回声；沿脊柱长轴扫查时，胎头颅顶缺如，无正常脑组织，胎头呈轮廓不规则的团块状高回声；可显示胎儿面部及圆形眼眶，胎头似青蛙头。

(2)常伴发羊水过多，羊水无回声区增大。

(3)可同时合并脊柱裂、脑脊膜、脊髓脊膜膨出等。

(四)鉴别诊断

无脑畸形的声像图表现具特征性，孕 12 周即可诊断，但应注意与小头畸形鉴别。小头畸形为脑发育不良，由常染色体畸变所致，属隐性遗传。严重者有时很难显示脑轮廓，易与无脑畸形混淆。小头畸形的颅顶骨生长速度慢于面部，头围明显小于腹围，但仍具有完整的颅骨强回声光环及脑中线结构。

此外，妊娠末期胎儿正枕后位时，由于声束通过面部时发生衰减，枕骨回声很弱甚至显示不清；或当胎头入盆时，声像图不能完全显示头颅结构时，容易误诊。可使膀胱适度充盈后扫查加以辨别。

二、无头无心畸形

(一)病理变化

无头无心畸形多见于单卵双胎，约占 1%，在胚胎 3 周时开始有动脉、静脉的形成，至第 4 周时，在胚体内外形成 3 个循环路径，即胚体循环、黄囊循环和尿囊循环。此期如受致畸因素的影响，则循环途径可发生畸形，动脉-动脉、静脉-静脉间血管吻合造成逆向血流循环，即影响心脏的发育。头颅骨的形成来自头部间充质及第 1～3 鳃弓的间充质，颅底骨是由间充质经软骨性骨发生形成，颅顶骨与颜面基本都有间充质经膜性骨发生形成，如此环节发生异常即造成胎儿头部畸形。

(二)临床表现

妊娠中、晚期检查有可能触及大小不等的两个胎体，但只有一个胎头和听到一个胎心。

(三)超声特征

(1)宫内有一个发育正常的胎儿外，常合并羊水过多。

(2)畸形胎体上无头颅、无心脏轮廓显示为其典型声像图特点，声像图上表现无胸腔，或者合并无腹腔。

(3)骨骼发育不全的声像图表现为脊柱不完整、不规则，上、下肢骨缺如或者发育不全。

(4)应用彩色多普勒血流检测可以找到畸胎中血供，其血流频谱与正常胎儿脐血流相似。

(四)鉴别诊断

超声对双胎合并连体畸形或者无头无心畸形的诊断优于临床诊断，准确率达100%。胎儿无头无心畸形需与下列情况鉴别：双胎妊娠，一胎死亡时间较长时，胎头失去正常形态，无胎心搏动。但可以显示变形胎头、与颈部相联结的脊柱和完整的肢体，可资鉴别；如其中一胎早期死亡，被正常发育的胎儿挤压成为纸样儿时，则表现为贴近子宫壁的长条形欠规则的实质性团块，与无头无心畸形容易鉴别。超声检查中还应注意与胎儿畸胎瘤、胎盘血管瘤、子宫肌瘤等进行鉴别诊断。检查中应动态观察包块大小变化，注意包块与胎儿有无组织上的联系，包块与胎儿活动有无一致性，区分团块与子宫壁的关系，与胎盘、羊膜腔的关系等。利用彩色多普勒血流检测从团块内探及与正常胎儿脐血流频谱相似的血供，更有助于产前准确诊断。

三、脑脊膜膨出与脑膜、脑膨出

(一)病理变化

当胎儿颅骨先天性缺损时，硬脊膜通过小的缺损处向脑外膨出，形成囊性肿物，内仅含脑脊液，称为脑脊膜膨出。脑的一部分或大部分与硬脑膜一起通过大的缺损处膨出于颅外，称为脑膜、脑膨出。如果枕骨缺损伴有颈、胸椎的椎板及棘突缺如，脑、脊髓和脑膜都可在膨出的囊内，称为脑脊髓膜膨出。脑脊膜膨出与脑膜、脑膨出时，孕妇常无明显异常表现。

(二)超声特征

(1)常在胎儿枕部、顶部或额部探及颅骨缺损，显示颅骨环状强回声在缺损处连续中断。

(2)脑脊膜膨出时，颅骨缺损较小，缺损处显示一个向羊水中突的囊性肿物，为边界规则的类圆形无回声区，壁较光滑，由内向外依次为硬脑膜、皮下组织和头皮三层结构。胎头内脑实质回声正常。脑脊膜膨出多发生在妊娠28d左右。

(3)脑膜、脑膨出时，颅骨缺损较大，突出的囊性肿物含有脑实质，呈盘曲样中等回声。脑实质膨出多少与颅骨缺损大小有关。

(4)若颅骨缺如，脑实质外露畸形时，显示脑组织呈均匀迂曲的中等回声及脑血管搏动，周围无颅骨强回声包绕。

(三)鉴别诊断

声像图显示胎头旁与颅骨相连的异常囊性肿物，连接处颅骨板缺如，即可诊断脑膜膨出。如肿物内显示盘曲样脑组织回声，可诊断为脑膜、脑膨出。羊水过少时，小的膨出物可与宫壁相贴而被挤压，容易漏诊。要注意多切面扫查。脑脊膜膨出与脑膜、脑膨出，应与胎儿耳郭及眼球相鉴别。正常胎儿的耳郭切面有时显示为胎儿一侧的囊状小无回声区，胎儿的眼球也可显示略向外突出的圆形无声区，偶尔可与小的脑膜膨出相混淆。耳郭与眼球回声形态特异，在胎头两侧都可显示。多切面扫查，根据其特征容易与脑膜膨出鉴别。

四、脑积水

(一)病理变化

正常脑积液由脑室内脉络丛产生，经室间孔进入第三脑室，再经中脑导水管进入第四脑室，然后经中孔与侧孔入蛛网膜下腔。当室间孔、中脑导水管或第四脑室出口粘连狭窄或闭塞时，引起脑脊液循环障碍，脑脊液潴留于脑室内外形成脑积水。根据脑脊液蓄积的部位可分为如下几种。

1. 脑内积水

脑脊液蓄积在脑室内，脑室系统明显扩张，大脑皮质进行性变薄。

2. 脑外积水

脑脊液蓄积于脑和硬膜之间，较为罕见。

3. 混合型积水

脑脊液蓄积于上述两个部位。

脑积水诊断标准：妊娠 20 周后测脑室或小脑延髓池宽度＞10mm，或脑室率＞1/3。脑积水常常伴有脊柱裂、足内翻、羊水过多。

(二)临床表现

约 1/3 的脑积水合并羊水过多，临床上常因此而引起注意。腹部检查可在耻骨联合上摸到宽阔的胎头，有乒乓球感。胎头不大者，临床难以诊断。脑积水胎儿头颅增大，如产前忽略诊断可造成难产，甚至可发生子宫破裂等致命性并发症。

(三)超声特征

(1)早期显示侧脑室无回声区扩大。侧脑室外侧壁至中线距离大于或等于同侧颅骨外壁至中线距离的 1/3，此时脑中线可无偏移，双顶径无增大。

(2)脑积水中期，侧脑室增宽更加明显，脑中线可发生偏移，并可见大脑镰的薄膜随颅内动脉搏动而呈飘动的高回声带。

(3)重度脑积水时，脑中线偏移明显，侧脑室过度扩张，脑实质被压缩，贴近颅骨板，甚至脑实质回声消失，完全被无回声区代替。小脑延髓池宽度＞10mm 为异常，是脑积水的一种。

(4)胎儿双顶径多数较同孕龄胎儿增大，头围明显大于腹围。

(5)多数伴羊水过多；伴有脊柱裂、脑脊膜膨出者，具有相应的声像图表现。

(四)鉴别诊断

声像图诊断脑积水的主要依据是脑室扩张和脑中线偏位。双顶径的大小只有参考价值。脉络丛受压、偏位、不对称，侧脑室前角膨胀、凸面形成是诊断孕 22 周前胎儿脑积水的重要特征。

在诊断胎儿脑积水时，要注意某些干扰的影响。如声束通过面部时，其后部回声衰减，颅内结构不清，近侧侧脑室可被近侧颅骨板多重回声干扰而显示不清。因此需多方位、多切面扫查，以清晰显示颅内结构。

脑积水主要应与胎儿颅内囊性病变鉴别。如蛛网膜囊肿，后者胎儿颅内显示异常圆形无回声区，常为单个，位于一侧颅内，脑室不扩张。

脑积水还需要注意与巨大胎儿的头颅增宽相鉴别。巨大胎儿的双顶径虽大，但无脑室扩张和脑中线偏移，脑室内外无异常积液无回声区，且胎儿各部结构比例正常，均可与之区别。

五、颅内畸胎瘤

先天性颅内畸胎瘤是一种非常罕见的疾病，占小儿脑瘤的0.5%～1.9%，肿瘤生长迅速，往往破坏正常脑组织，预后极差。Weyerts等在产前观察20例确诊病例，发现仅1例存活，并且带有严重的智能缺陷。国外调查结果显示，患儿生存到1岁的存活率约为7.2%。产前超声对于早期发现和协助诊断此类肿瘤有重要作用，CT及MRI是主要的诊断手段。

(一)病理变化

胎儿颅内肿瘤多发于小脑幕上，病理类型常有畸胎瘤、脉络丛乳头状瘤、颅咽管瘤、脑膜肉瘤、胼胝体脂肪瘤、少突神经胶质瘤。

(二)临床表现

常合并羊水过多。胎儿颅内畸胎瘤体积一般很大，伴有巨头畸形，可以导致难产。

(三)超声特征

胎儿颅内畸胎瘤往往伴有巨头畸形、前囟膨出、脑积水、羊水过多等。胎儿颅内畸胎瘤，约2/3以上发生在幕上，极少数发生在幕下，在胎儿畸胎瘤中发生率仅次于胎儿骶尾部畸胎瘤。超声表现呈团块状、趋于囊性，但也有实性，大部分呈混合性团块状回声，并伴有胎儿肺发育不全、肝大、肾上腺发育不全、高血容量性心力衰竭。

第二节　面 部 畸 形

一、正常胎儿面部声像图

妊娠14周后，胎儿面部的软组织渐渐增加，声像图可开始显示面部结构如眼眶、晶状体、鼻、口唇、腭、耳等。妊娠16周后这些结构可显示得更加清晰。超声检查胎儿面部有3个切面：矢状切面、横切面和冠状切面。

(一)矢状切面

正中矢状切面可显示胎儿侧面轮廓，声像图从上至下分别显示为前额、鼻梁及鼻、上唇、下唇、下巴。向外侧扫查可显示额、眼眶、面颊。晚期妊娠时，胎儿耳轮、耳屏、耳垂都能显示。

(二)横切面

声像图自上而下可依次显示额、双眼眶及鼻梁、鼻、上唇、下唇、下巴。

(三)冠状切面

在取得胎头双顶径平面后转动探头即可获得冠状切面，连续移动探头，可获得一系列胎儿眼、鼻、唇、下颌等部位的切面。

1. 眼眶

显示为两个对称性的圆形无回声区，其大小和两者之间的距离随孕周的增加而增加。正常情况下，内侧眶间距约等于眼球的横径，即内侧-内侧距离占外侧-外侧距离的 1/3。

仔细观察眼球内结构，能见到晶状体回声。晶状体横切面上呈梭形，位于眼球前方，边缘见强回声，内部为无回声区。

2. 鼻

横切面可显示鼻尖及双鼻孔，声束向胎头额顶方向移动，超声可显示双鼻道回声。

3. 口唇

冠状切面显示上唇及下唇皮肤连续性完好。

4. 上腭及上牙槽

上唇水平的横切面上内侧显示为上腭。上腭呈中等偏低回声，但上唇后方的上牙槽骨则呈强回声。

二、眼部异常

(一)眼距异常

胚胎发育早期，双眼位于原始面部的两侧，两眼目距甚远并朝向外侧。随着脑的发育和颜面的形成，双眼开始逐渐相互靠近并转向前方。眶间距过窄或过宽，主要表现为内侧间距的缩小或增加(内侧眶间距小于外侧眶间距的 1/3 或＞1/3)。测量眶间距的意义是判断有无眶距过窄或眶距过宽，如全前脑畸形表现为眶间距过窄；胼胝体缺失则表现为眼眶间距过宽。

眼眶间距过宽的病因主要有原发性或继发性双眼向前移行受阻、颅骨生长异常。眼眶间距过宽常合并有其他部位的异常或出现某些综合征。其中，最为常见的综合征是中线面裂综合征及颅缝早闭，其次是胼胝体缺失。此外，还可发生在骨骼系统畸形等病例中。

眼眶间距过窄往往存在严重的畸形，如全前脑。由于前脑不完全分开成左右大脑半球，可形成颜面中部发育不全或缺失，故全前脑病例面部结构多有异常。全前脑除了眼眶间距过窄，还可出现独眼、喙鼻或单鼻孔、中央唇裂等异常。

(二)先天性白内障

先天性白内障是在胎儿发育过程中晶状体发育、伸长障碍所致。引起先天性白内障的原因与染色体、基因、母体病毒感染、母亲糖尿病等有关。

超声特征：晶状体呈强回声，透声差。

三、鼻异常

最早期的鼻起始于胚胎颜面部额鼻突下缘的两侧，被称为鼻板。鼻板中央向深部凹陷形成鼻窝，鼻窝周围隆起成鼻突。两侧鼻窝向中线靠近，最后在中线处愈合，形成鼻。如果这一形成过程发生异常，可出现无鼻、喙鼻等鼻畸形。

鼻异常包括无鼻、喙鼻、裂鼻、双鼻等。

无鼻：由于胚胎时期鼻突未发育或发育不全致使鼻腔、鼻窦的缺失，常伴有眼眶间距过窄或独眼畸形。

喙鼻：由于外侧和内侧鼻突的发育异常所致。表现为一柱状软组织回声位于独眼上方或两眼眶之间。多见于无叶全前脑。

裂鼻：由于鼻原基发育向中线移行过程障碍所致。表现为左右鼻孔间距明显增大，无鼻梁，两鼻孔向外，几乎与眼间距相等。

双鼻：由于两侧鼻原基畸形发育，形成4个鼻凹，可左右排列形成并列双鼻，亦可上下排列形成重叠的双鼻。

鼻异常最常见于全前脑胎儿。由于前脑的形成诱导着面部结构的发育，所以前脑发育异常。不仅可导致胎儿鼻结构异常，还可导致胎儿面部中线结构异常。

四、唇裂和腭裂

(一)概述

唇裂与腭裂是面部最常见的畸形，为多种因素所致。病因与遗传或环境因素有关，也有相当一部分病例的病因不明。遗传因素所致的唇裂与(或)腭裂有家族发病倾向。遗传方式主要为多基因遗传。它既可以表现为单纯性唇裂或腭裂，也可以出现在一些综合征群中。

唇裂和(或)腭裂的发生是由于胚胎时期7～12周，上颌突、鼻突融合障碍以及外侧腭突、正中腭突融合障碍所致。若单侧上颌突与同侧球状突不能正常融合，则形成单侧唇裂；若双侧均未融合，则形成双侧唇裂；若单侧或双侧腭突未与其上方的鼻中隔相互融合，则形成单侧或双侧腭裂。

(二)分类

(1)按唇裂程度分为。①Ⅰ度：裂隙仅限于唇红部，为不完全唇裂；②Ⅱ度：裂隙达上唇皮肤，未达鼻底，为不完全唇裂；③Ⅲ度：裂隙从唇红至鼻底全部裂开，为完全唇裂。

(2)单侧完全唇裂伴完全腭裂。

(3)双侧完全唇裂伴完全腭裂。

(4)正中唇裂。

(5)不规则唇裂。

(6)按腭裂程度分为。①Ⅰ度：软腭裂；②Ⅱ度：软腭裂不伴牙槽突裂；③Ⅲ度：软腭、硬腭全部裂开并达牙槽突。常伴同侧完全性唇裂。

(三)超声特征

(1)单纯唇裂时，面部冠状切面和横切面显示单侧或双侧上唇连线中断，断端显示为暗带。

(2)当合并完全性腭裂时，横切面上见裂口内外两侧牙槽突不在同一平面，出现错位，回声中断自唇部、牙槽突直至软硬腭。

(3)双唇裂合并完全性腭裂时，双侧唇线与牙槽突的连续性中断，可见鼻下方向前突出的强回声团，是由于牙槽骨、牙龈以及上唇局部软组织过度生长所致。

(4)不伴有唇裂或牙槽裂的单纯腭裂在超声声像图上很难显示其直接征象。

五、小下颌畸形

(一)概述

小下颌畸形是指下颌骨小，后缩，下唇位置较上唇靠后。严重的小下颌畸形常伴有染色体、骨骼及其他系统的病变。

(二)超声特征

(1)诊断小下颌畸形最主要的切面是正中矢状面，表现为下颌骨小且后缩，下唇位置较上唇后移。正常下颌骨的长度约为双顶径的 1/2，小下颌畸形低于此值。

(2)正中矢状面，下唇及下颌所形成的正常“S”形曲线消失，畸形越重，曲线越平直。

(3)胎儿舌相对较大，口半张，舌伸于口外；常伴有其他畸形、羊水过多。

第三节　颈 部 畸 形

一、正常声像图

自妊娠 17～18 周起，超声就可以详细观察胎儿的颈部结构。颈椎是颈部最易观察到的结构。冠状切面，颈椎前方，气管呈无回声条状结构。在声像图上咽部也呈无回声，管径明显宽于气管。实时超声可见胎儿吞咽羊水时咽喉的运动过程。颈部横断面呈圆形结构，最外层为皮肤回声。颈部上段横切面上显示的中央无回声区为胎儿咽部，颈部中段横切面见气管位于颈椎前方，也呈一小圆形无回声区。食管则一般不易被显示。偶尔胎儿吞咽羊水后，食管可呈“新月形”显示，环绕正常胎儿颈部横切面于气管后壁。

颈部超声很重要的一个观察项目是检测胎儿颈项透明层。所谓的颈项透明层是指胎儿颈后部皮下组织内液体积聚的厚度，反映在声像图上，即为胎儿颈后皮下组织内的无回声层。正常情况下妊娠 10～14 周的头臀长介于 35～85mm，NT＜2.5mm 为正常；NT＞2.5mm 为颈项透明层增厚。

妊娠 14 周后，胎儿淋巴系统迅速发育，胎儿颈项部积聚的液体被迅速引流，因而超声检查不易再观察到颈项透明层，而能显示皮肤及皮下软组织回声。妊娠 17～24 周，胎儿颈项部皮肤及皮下组织层厚度≤5mm。

二、颈部水囊瘤

(一)病因及病理

妊娠 10 周起，淋巴系统逐渐发育，由原来散在的原始淋巴囊延伸和分支形成淋巴管，至妊娠 14 周左右淋巴系统发育完全，所有淋巴囊都成为淋巴管，淋巴管中的瓣膜也开始出现。胸导管和右侧淋巴导管在颈内静脉与锁骨下静脉之间的夹角处汇入左右头臂静脉。在淋巴系统发育过程中，由于淋巴管与颈内静脉未正常连接，致使颈部淋巴结回流障碍，淋巴管囊状扩张或全身非免疫性水肿。

(二)超声特征

(1)声像图表现为颈部有一囊性无回声区，有时可见其内有光带分隔。

(2)淋巴水囊瘤较重时，颈部水囊瘤起源于双侧颈部，于颈后方汇合。同时，颈前部也可出现水肿。囊肿呈多房性，内见菲薄分隔状强回声光带，常能见到胎体呈“外套样”水肿，头颅、躯干周围均被一层无回声区或低回声区包绕。

三、颈部其他包块

颈部包块相对少见。除了淋巴水囊瘤，还有颈部畸胎瘤、甲状腺肿、血管瘤等。

(一)病因及病理

颈部畸胎瘤为散发性，病因不详，绝大部分为良性，少数为恶性。肿瘤大小差别很大，内部囊性、实质性相混合，也可有钙化。肿瘤压迫食管可影响胎儿羊水吞咽，继而出现羊水过多。

甲状腺肿可伴有甲状腺功能亢进或甲状腺功能低下。但以甲状腺功能低下多见。这可能与母体应用甲状腺药物、碘或抗甲状腺药物，通过胎盘进入胎体，影响了胎儿下丘脑-垂体-甲状腺轴，妨碍甲状腺自身平衡有关。

(二)超声特征

超声检查胎儿颈部显示混合性或实质性肿块。其中，甲状腺肿发生在颈前区，其他如畸胎瘤和血管瘤可发生在颈部的任何部位。

畸胎瘤则大小不一，内部回声极不均匀，囊性实质性相交，并常见钙化回声。

甲状腺肿通常呈对称性，位于气管两侧，内部回声均匀。肿大的甲状腺可将颈部血管推向外侧。甲状腺肿少有巨大。

血管瘤有时表现为均质性肿块，有时表现为囊实混合性包块，彩色多普勒超声在肿块内可检到血流信号。血管瘤由于伴发胎儿心衰，所以可以出现胎儿水肿表现。

第四节　脊柱、四肢骨骼畸形

一、脊柱畸形

(一)病理变化

胎儿脊柱在孕 8～9 周时开始骨化，如脊柱在骨化过程中不融合或融合不全则导致脊柱畸形，包括脊髓脊膜膨出和脊柱裂。裂口绝大多数发生在背侧中线或腰骶部，主要是椎板和棘突缺损，常累及一个或多个脊柱，严重的缺损可使脊柱严重后凸或侧凸。可分为以下 3 种类型。

1. 隐性脊柱裂

仅有椎板缺如、脊膜和神经组织正常。病变处可伴有坚韧的纤维带、脂肪或纤维脂肪组织增生等，外表看不出缺损。

2. 脊髓脊膜膨出

脊膜在椎板缺损处囊状膨出，内容物为脊髓膜及脑脊液者称为脊膜膨出，以骶尾部较多。若囊内含有脊髓和神经根者，称为脊髓脊膜膨出。

3. 脊髓裂

病变部位的脊髓暴露在外，形似红色肉芽组织，无脊膜和皮肤覆盖。

(二)临床表现

脊柱畸形可同时并发脑积水、无脑儿等畸形及羊水过多。如合并羊水过多，则子宫大小超过妊娠月份；不合并羊水过多者，孕妇常无明显异常表现。

(三)超声特征

(1)脊柱裂纵切面显示脊柱生理性弯曲消失，形态失常，病变处椎体排列不对称，串珠样结构连续中断。横切面椎管呈 V 形或 U 形向外展开，正常 O 形图像消失，冠状切面椎骨间隙增宽。

(2)合并脊膜膨出时，局部显示有囊状物由胎儿脊柱背侧突入羊水中，呈类圆形，内无回声。合并脊髓脊膜膨出者，无回声区内有实质回声光点显示。

(3)脊髓裂具有脊柱裂的一般声像图改变，但无囊性肿物膨出，皮肤回声带缺损。严重者看不到完整的脊柱回声，而显示形状不整、高低起伏、大小不等的强回声团。

(4)合并脑积水、羊水过多时，具有相应的声像图改变。

(四)鉴别诊断

1. 囊状淋巴管瘤

本病为淋巴系统的异常，发生于颈部后方的囊性肿块，内为无回声，有间隔。但颅骨和脊柱完整、回声正常，可与脊膜膨出鉴别。

2. 胎儿畸胎瘤

发生在胎儿背部、骶尾部的畸胎瘤，易与脊柱裂合并脊膜或脊髓脊膜膨出相混淆。体表畸胎瘤的胎儿脊柱回声正常，肿物与脊柱不相通可资鉴别。

二、四肢骨骼发育异常

(一)病理变化

胎儿四肢发育异常主要有如下几种。

1. 缺肢或无肢畸形

本病较为罕见，可分为上下肢对称性缺如、单个缺如或个别骨的缺如、四肢全部缺如(无肢畸形)。

2. 短肢畸形

造成短肢畸形的原因很多，常见为：①软骨发育不全。主要病变发生在长骨的骨骺，软骨的骨化过程发生障碍。长骨显著短小、骨干增粗，可伴有头部中度增大，有时合并脑积水，躯干长度大致正常。②成骨发育不全。以全身骨质脆弱为特征，骨质普遍疏松，骨皮质变薄，肢体短小、增粗呈弯曲形，自发性骨折时，长骨形成异常角度。

3. 手足畸形

可表现为指、趾缺如，指、趾重复，手足裂等。胎儿四肢发育异常者，孕妇常无特殊临床表现。

(二)超声特征

1. 缺肢或无肢畸形

多切面扫查，不能完全显示胎儿所有上肢、下肢图像，可发生于单肢或多肢的缺如，如全部四肢均不显示，则为无肢畸形。

2. 短肢畸形

(1)骨软骨发育不全。四肢长度缩短、回声增粗，同时可见胎头稍大，合并脑积水时侧脑室增宽。

(2)成骨发育不全。四肢较正常者短，回声减弱，骨骼后方可无声影。长骨呈弓形弯曲或形成异常角度则提示骨折。颅骨变薄，回声减弱，可有胸廓变形。

(3)手足畸形。多切面仔细观察，可显示手指或足趾数量减少，常见为四指、趾，可同时伴有足、桡骨缺如，或胫、腓骨缺如。重复指、趾多为六指、趾，并指及并腿畸形。

(三)鉴别诊断

缺肢或无肢畸形、手足畸形，根据声像图表现可做出诊断。要注意多切面扫查，仔细寻找小的畸形，必要时做动态观察。

短肢畸形的诊断除根据声像图表现外，四肢长骨测值低于正常值下限。并应与Ⅰ型胎儿宫内发育迟缓(IUGR)相鉴别。Ⅰ型IUGR时，除股骨长径低于正常平均值的两个标准差外，双顶径(BPD)、头围(HC)、腹围(AC)均低于正常范围；而短肢畸形的BPD、HC、AC等正常，长骨长度均低于正常值下限。

第五节　心血管畸形

一、概述

胎儿心血管畸形是胎儿心血管在胚胎发育过程中，受各种因素干扰导致的结构发育异常，是所有胎儿先天性畸形中最常见的一种，在活产儿中心血管畸形发生率为近1%。胎儿心血管畸形是影响胎儿存活和出生后生命的主要因素。据统计，儿童期死亡病例中先天性心脏病超过半数。因此，胎儿心脏超声是胎儿超声检查中最重要也是最复杂的一项工作。

心脏超声的时间，一般选择妊娠18～28周，即在胎儿畸形系统筛查的孕周内进行。

先天性心脏病多为散发性，大部分无明显高危因素，但有些情况提示产科超声医生必须重点检查胎儿心脏。

1. 高危病史或家族史

(1)有先天性心脏病家族史的孕妇，胎儿心脏异常的风险率为1∶50；如果夫妇之一有先天性心脏病或曾经分娩过心脏畸形儿，再次怀孕时胎儿心脏畸形的风险率为1∶10。

(2)孕妇本人或家族内有与心脏畸形有关的综合征或异常。

(3)妊娠期接触某些物质或药物，如乙醇、锂、维生素A、抗惊厥药、反应停、类固醇、苯丙胺及口服避孕药，胎儿心脏畸形的概率是1∶50。孕妇为糖尿病患者的胎儿心脏畸形概率是原有基础的5倍。大剂量的辐射、宫内感染(如风疹病毒、巨细胞病毒、柯萨奇病毒感染)均可能造成胎儿心血管畸形。

2. 存在与胎心异常有关的情况

(1)超声难以获得正常胎心切面图像，应怀疑心脏有缺陷。

(2)心血管异常症状如心律失常、非免疫性胎儿水肿、妊娠10～14周胎儿颈项透明层增厚。有统计染色体正常胎儿颈项透明层越厚，胎儿心血管畸形的发生率就越高。另有报道严重心脏畸形的胎儿在妊娠10～14周颈项透明层增厚者占56%。

(3)妊娠32周前出现对称性宫内发育迟缓。

(4)超声发现某些易合并心脏畸形的心外畸形，如心脏位置异常；中枢神经系统疾患如脑积水、胼胝体缺失、脑膨出等；膈疝、消化道闭锁、内脏反转、腹壁缺损如脐膨出、肾发育不良、单脐动脉等。

(5)胎儿染色体异常，很多染色体异常和遗传综合征均可合并心脏畸形。

(6)双胎妊娠，单绒毛膜囊单羊膜囊双胎心脏畸形的发生率增加。

3. 孕妇年龄超过 35 岁、母血生化测定结果异常

心脏畸形胎儿有时还会出现非免疫性水肿及心律失常。一旦出现水肿，提示胎儿出现心力衰竭。心衰的表现还有心脏增大。心包和胸腔积液及腹水，其预后一般都很差。心脏畸形也会合并心律失常，最多见的心律失常是完全性房室传导阻滞。

当超声检查发现胎心畸形时，产科医生、儿科心脏科医生应与孕妇及其家属交谈或咨询，首先要如实告诉异常情况，告之这类心脏畸形的自然发展、转归情况与结局，有哪些治疗措施，并详细解释医生们所考虑的产科处理方案及产后治疗计划。

二、胎儿先天性心血管结构异常的节段诊断法

(一)内脏心房关系

1. 正位

肝脏大部分位于身体右侧，脾、胃位于左侧，腹主动脉位于脊柱左侧，下腔静脉位于脊柱右侧。

2. 反位

肝脏大部分位于身体左侧，脾、胃位于右侧，腹主动脉位于脊柱右侧，下腔静脉位于脊柱左侧。

3. 内脏不定位

内脏异位综合征，内脏器官不位于其体内的正常位置或异常地位于身体一侧。根据体静脉或肺静脉回流关系无法判断解剖左心房或右心房。

(二)心房心室连接关系

正常的关系为解剖右心房与解剖右心室相连，解剖左心房与解剖左心室相连。

(三)心室襻

根据左右心室的肌小梁，腱索乳头肌位置、数目，房室瓣与半月瓣的关系等判断心室是左襻还是右襻。

(四)心室大动脉连接关系

(1)正常的大动脉关系为肺动脉发自右心室，主动脉发自左心室，肺动脉瓣位于左前方，主动脉瓣位于右后方。

(2)异常的关系包括。①D 型：右型转位，主动脉瓣位于肺动脉瓣的右侧；②L 型：左型转位，主动脉瓣位于肺动脉瓣的左侧；③A 型：正前转位，主动脉瓣位于肺动脉瓣的正前方。

三、正常声像图

(一)四腔心切面

四腔心切面是心脏超声最常用也是最基本的平面。横切胎体，切面恰好位于膈肌水平上方。由于胎儿在宫内可变换各种体位，因此四腔心切面的方位多种多样。最常见的四种体位是枕左前、枕右前、骶左前、骶右前，心尖指向就有左下、右上、左上、右下四种。

四腔心切面观察的主要内容如下。

1. 心脏位置

正常心脏位于胸腔内，偏左前方，心尖指向左侧胸壁。

2. 心轴角度

心轴角度的测量方法是横切胎儿获得标准四腔心切面，从脊柱正中至前胸壁胸骨正中画一连线，再于房室间隔画一连线，两条连线相交的角度即心轴角度，正常范围为28°～59°，平均为45°。

心脏的面积约为胸腔面积的1/3，足月妊娠时近2/1。

显示心脏的四个心腔：左心房、左心室、右心房、右心室。左心房最靠近脊柱，右心室最靠近前胸壁。左心室是心脏在胸腔内最左侧的部分，右心房是心在胸腔内最右侧的部分。左、右心房大小相当，左、右心室也基本相等。32周后，右心室略大于左心室。左、右心房间有房间隔，卵圆瓣随着每次心房收缩而漂动，方向开向左心房。左心室略长而窄，右心室略短而宽。右心室内乳头肌和腱索较明显。两心室间为室间隔，近心房处的室间隔较薄，为室间隔膜部。房室瓣与房间隔、室间隔基本垂直，形成"十字相交"，但三尖瓣在室间隔的附着处较二尖瓣略低。心脏收缩舒张时，房室瓣随之开放与关闭。

(二)大动脉短轴切面

在四腔心切面的基础上略微上移并旋转探头，使探头一侧朝向胎儿左肩，使升主动脉横断面位于声像图的中央，四周围绕的是左心房、右心房、右心室、肺动脉主干。继续跟踪肺动脉，即探头继续移向胎儿左肩，可显示肺动脉分叉，其与降主动脉相连的那段为动脉导管。大动脉短轴切面显示主动脉与肺动脉在起始点呈垂直交叉状；肺动脉比主动脉更贴近胸壁，即肺动脉位于主动脉前方；肺动脉主干横径与升主动脉横径基本相等或略大于升主动脉，越接近足月，两者的差别相对越大。

(三)左室流出道

从四腔心切面移动并旋转探头，探头的一侧对准胎儿右肩，使左室流出道获得显示，此平面也称左心长轴切面。在此切面上显示左心房、左心室、升主动脉、室间隔及室间隔右侧的右心室。从室间隔到升主动脉前壁，回声连续显示。若有膜部室间隔缺损，在此切面能够显示。升主动脉从左心室发出，向胎儿右肩方向行走至主动脉弓处又折返回向左后方，最后连接降主动脉。

(四)右室流出道

在左室流出道的基础上，探头略做向上向前移动，即可显示右室流出道。右室流出道与左室流出道互相交叉，走向对准胎儿左肩。最后肺动脉与主动脉弓共同连接于降主动脉。在这连接点之前，主动脉弓与肺动脉呈30°夹角，该平面也称三血管平面，即肺动脉主干、动脉导管和主动脉弓。彩超显示肺动脉与主动脉血流呈相同颜色，表示血流都流向降主动脉。

(五)主动脉与肺动脉纵切面

1. 主动脉长轴切面

当胎儿背向探头时，纵切胎儿左背部，声束对向胎儿右前方；当胎儿面向探头时，纵切胎儿右胸部，声束对向胎儿左后方可获得主动脉长轴切面，即主动脉弓切面。在此切面上显示的结构有升主动脉、主动脉弓、降主动脉以及主动脉弓上的血管分支。

2. 肺动脉纵切面也称右心长轴切面

在显示主动脉长轴切面将探头向胎儿左侧胸壁做稍稍移动或在心脏短轴切面时旋转探头直至使其处于纵切位，即可显示肺动脉纵切面及动脉导管弓切面。肺动脉纵切面显示了右心室流出道、肺动脉瓣、肺动脉主干、动脉导管及降主动脉，动脉导管的弯曲度不及主动脉弓，且动脉导管上也无动脉分支。

四、室间隔缺损

室间隔缺损简称室缺，是最常见的心脏缺损，占全部心脏畸形的 25%～30%。

(一)病理

人胚第 4 周末，心室底部向心内膜垫方向发生 1 个半月形的肌性隔膜，称室间隔肌部，其游离缘与心内膜垫之间留有 1 个半月形孔，称室间孔。当室间隔肌部继续向心内膜垫方向延伸，室间孔缩小。至第 8 周末，心内膜垫，左、右球嵴及室间隔肌部的游离缘共同形成了室间隔膜部，封闭室间孔。

根据胚胎来源的不同，室间隔可分为流入道、膜部、小梁部及流出道四个部分。室间隔缺损可发生在室间隔的任何部分。其中，最常见的室缺是膜部及膜周围部分，称为膜周部室间隔缺损，占所有室缺的 75%。累及肌部的室间隔缺损占 10%～15%。累及流出道的室间隔缺损又称为干下型或嵴内型，占 5%。室缺的大小，不同病例间差异悬殊。可以是单个缺损，也可为多发缺损。室间隔缺损可以是单纯性室缺，也可合并心内其他部位缺损或其他心外畸形。最常见合并的心内畸形是法洛四联症、大血管错位等；最常见合并的心外畸形是中枢神经系统、泌尿系统、消化系统异常。有报道超过半数的室间隔缺损合并心外畸形或(和)染色体异常。

通常，小的室间隔缺损和位于肌部的室间隔缺损在出生后关闭的可能性很高。这些可自行关闭的室缺中，25%为膜部室缺，65%为肌部室缺。

(二)血流动力学

单纯室间隔缺损一般不引起胎儿血流动力学改变，因为两侧心室的压力是相等的。即使是很大的室缺，也只有少量的室-室分流。但分娩断脐后，体循环压力升高，肺扩张后，肺循环压力减低，于是便出现左室向右室的分流。缺损越大分流越多，久而久之可出现肺动脉高压和右室压力升高，室缺的分流开始转变为右向左分流，临床上可以出现发绀和充血性心衰。如果室缺巨大，胎儿出生后大量的左心室血流入右心室，右心室负荷迅速上升，胎儿很快会出现充血性心衰。

(三)超声特征

根据声像图示室间隔连续线中断做出室间隔缺损的诊断。

(1)近流入道的膜部或膜周室缺声像图表现，在心尖四腔心切面上显示室间隔在近十字交叉处出现回声中断改变。在缺损处呈现一处强回声反光点。

(2)近流出道的室间隔缺损，在心尖四腔切面常不易显示，必须在左室流出道切面方可显示室间隔的回声中断。由于分辨率的限制，小型的室缺仍可能被漏诊。文献报道，其漏诊率为 1/3～2/3。

(3)大型的肌部室缺尤其是肉柱部室缺声像图表现为肌部室间隔回声中断和缺损，但有时也可能表现为室间隔不规则增厚，表面失去光滑、平整的心内膜回声；室间隔内部回声不均。

(4)彩色多普勒能观察到缺损处收缩期和舒张期方向分流血流信号。

(5)由于室间隔缺损常常合并心内其他部位畸形及心外畸形，所以应仔细观察整个心脏及胎儿全身结构。这些畸形包括法洛四联症、大血管错位、右室双流出道、二尖瓣闭锁、动脉缩窄、二尖瓣关闭不全、肺动脉闭锁和房室通道等。心外畸形可有中枢神经系统、泌尿系统、消化系统等的畸形。

(四)鉴别诊断

在心尖四腔切面上，室间隔回声与超声声束平行，膜部室间隔很薄，超声的侧壁效应使膜部回声失落，可酷似缺损改变，有时检查者易将这一正常心尖四腔切面误诊为膜部室缺。其实，真正的室缺断端回声增强，这在鉴别诊断中尤为重要。此外，应改变超声声束方向，使其与室间隔方向垂直及多切面扫查。

五、房室间隔缺损

房室间隔缺损又称为房室通道、心内膜垫缺损，是一种心脏间隔缺损，累及房间隔、室间隔及房室瓣膜，因此，本质上是心内膜垫的缺失。房室通道的发生率占严重心脏畸形的13%～14%。

(一)病理

最早期的胎儿原始心脏，心房和心室是一条通道，称房室管。胚胎4周时(妊娠6周)房室管背腹两侧壁向腔内突出形成一对隆起，两隆起相对地继续向腔内突出，最后在管腔中线彼此相遇而融合，称为心内膜垫，将房室管分为左、右两个。以后原始心房顶部和原始心室底部都产生突起，并向心内膜垫生长，最后与心内膜垫融合。在其左右又形成房室瓣膜，将心腔分为4个。

房室间隔缺损是由于胚胎早期房室管背腹两侧的隆起未在管腔中线部融合，或根本就无隆起，原始心房顶部和原始心室底部的突起无心内膜垫作为依靠，故无法在中央融合。由于心内膜垫参与房室瓣的形成，因此，二尖瓣、三尖瓣也受影响，造成瓣膜畸形。

房室间隔缺损分为部分型和完全型两种。部分型房室间隔缺损是指心房心室间仍有两个入口，由于心内膜垫缺失造成左右心房相通或是右心房与左心室相通，不伴室间隔缺损。完全型房室间隔缺损是指心房心室间仅有一个共同入口，共同房室瓣，前后两个瓣叶附着在室间隔上，形成桥叶，这是最严重也是最常见的一种。完全性房室间隔缺损多伴有内脏位置异常(左、右心房同构)、单心房。同时，由于心脏传导系统扭曲而出现心律失常，其中房室传导阻滞为多见。合并的其他血管异常还有主动脉缩窄、法洛四联症、右心室双流出道、大血管错位和肺动脉狭窄或闭锁等。

与房室间隔缺损关系密切的胎儿异常是21–三体综合征及心脾综合征。产前超声发现房室间隔缺损，首先应考虑到染色体异常，特别是21–三体综合征。并且，仔细扫查心脏及全身器官非常重要。

(二)血流动力学

胎儿期，两心房之间和两心室之间的压力很小，通常无心房水平和心室水平的分流。房室间隔缺损的最大问题是由于异常的房室瓣膜功能不良和关闭不全，造成心室收缩时血液返流入心房，久之出现充血性心衰，造成胎儿水肿。如果还合并存在其他部位的心脏畸形，则使血流动力学的改变更为复杂。胎儿出生后肺血管的压力迅速降低，导致严重的左向右分流，从而引起肺动脉高压。如果宫内胎儿出现充血性心衰则表明患儿有严重瓣膜功能不良。

(三)超声特征

(1)间隔缺损：完全型房室通道四腔心切面上有特征性声像图表现，即心内膜垫十字交叉消失，房间隔下部和室间隔上部缺失。部分型为房间隔下部近十字交叉处回声中断，CDFI可见分流信号。

(2)瓣膜位置异常：部分型二尖瓣、三尖瓣在室间隔上的附着点失去一高一低的结构，附着点下移至室间隔顶部。完全型仅见共同房室瓣悬浮于房室之间，可有腱索附着于室间隔上。

(3)心脏增大，心胸比增大。

(4)彩色多普勒：完全型在心腔中央无两条平行的房室血流显示，仅显示一条房室血流，心室收缩时血液返流入心房。

(5)房室间隔缺损极易合并心内其他部位畸形，如法洛四联症、右心室双流出道、主动脉缩窄、肺动脉狭窄或闭锁、大血管错位等。

(四)鉴别诊断

部分型房室间隔缺损易与较大的房间隔缺损如单心房混淆。房室间隔缺损时心内膜垫依然存在，且二尖瓣、三尖瓣附着点及形态无异常改变。

六、左心发育不良综合征

左心发育不良综合征是指左心室狭小，伴有主动脉闭锁及二尖瓣狭窄或闭锁。

(一)病理

左心发育不良综合征的病因可能与常染色体隐性遗传有关。研究发现有这种病史的家族中本病复发率高。如果曾分娩过一个左心发育不良的胎儿，再次妊娠时的复发概率是4%。

一般认为心腔发育需要一定的血液流量。左心发育不良可能与左心房、左心室血流灌注不足有关。主动脉闭锁可导致左心循环障碍，心房水平的右向左分流减少。病理上，左心房小或仍为正常大小，肺静脉回流至左心房的血通过卵圆孔返流入右心房。在严重病例中可出现二尖瓣闭锁，左心室几乎没有发育，主动脉瓣闭锁，升主动脉及主脉弓发育不良，部分病例可合并主动脉缩窄。

左心发育不良综合征预后极差。25%的患儿将在产后1周内死亡，产后6周几乎无一生存。原因是本病心房水平的左向右分流使主动脉与冠状动脉灌注不足，造成全身组织缺氧和心功能受损。

(二)血流动力学

左心发育不良时胎儿血流动力学也可发生异常改变。肺静脉回流至左心房的血液经卵圆孔返流至右心房，右心的前负荷增大。右心室、肺动脉除了供应降主动脉和左右肺动脉的血液外，还有相当一部分血液经动脉导管后返流入主动脉弓和升主动脉，供应头颈部血管及冠状动脉。左心发育不良可引起右心过度负荷，极易出现宫内心衰。

(三)超声特征

(1)心室不等大：正常四腔心切面上左、右心室大小基本相等，左心发育不良胎儿的左心室小于正常，严重者左心室极小，不能显示中空的腔室。

(2)左心房可略小，也可正常大小。

(3)升主动脉狭窄甚至不被显示，这种改变与左心室狭小程度有关。通常，左心室越小，升主动脉狭窄程度越严重。

(4)胎儿四腔心切面上往往只见右心单一房室血流。三血管平面上见有主动脉弓返流彩色血流信号。其色彩与肺动脉血流色彩相反，说明主动脉弓的血不是流向降主动脉，而是由动脉导管返流而来。

(5)若发生右心充血性心衰，声像图可显示右心房、右心室扩张，三尖瓣关闭不全和收缩期返流信号。严重的还可出现胎儿水肿。

(四)鉴别诊断

1. 单心室

严重的左心发育不良，可出现左心室不显示，此时易与单心室混淆。仔细超声观察可以发现单心室左、右室壁厚薄相等，而左心发育不良者右心室左侧壁较右侧壁厚，因为右心室的左侧壁不仅有室间隔，还包括了左心室的左侧壁。彩色多普勒血流图上无卵圆孔血液返流，且主动脉弓血液也无返流信号。

2. 主动脉缩窄

主动脉缩窄也常常表现为左心室和主动脉小于正常，但是主动脉缩窄时能见到左、右两条房室彩色血流，通常左侧血流较右侧血流更细。此外，主动脉弓也不出现血液返流信号。

七、右心发育不良

右心发育不良是指右室腔狭小，但形成完好。往往是因肺动脉瓣闭锁、右心循环障碍才继发右心室狭小。

(一)病理

肺动脉闭锁是右心发育不良的主要原因，右心室流出道阻塞使右心房的血液难以进入右心室。病理上，几乎所有的右心发育不良病例，其右心室结构(包括流入道、小梁部及流出道)都正常，仅表现在径线小于正常。

右心发育不良胎儿可因动脉导管关闭造成无肺循环，胎儿严重缺氧、发绀，死亡率很高。

(二)血流动力学

在宫内，胎儿右心房的血液直接经过卵圆孔进入左心房，无肺动脉输出。肺血管床的血供来源于动脉导管的返流。胎儿因动脉导管的关闭，临床上出现发绀和呼吸性酸中毒，极易导致死亡。

(三)超声特征

(1)在声像图上，四腔心切面失去正常形态，右心室小于正常，严重者出现右心室完全关闭。

(2)若存在三尖瓣狭窄或关闭不全，四腔心切面上可显示。

(3)肺动脉明显小于正常。严重者二维声像图上，无肺动脉显示。在三血管切面上可显示肺动脉(动脉导管)返流。

(四)鉴别诊断

主要是单心室与严重右心发育不良相鉴别。声像图上单心室的左、右室壁厚度相等，而右心发育不良者，心室的右侧壁较左侧壁厚，因为左心室的右侧壁包括了室间隔及右心室的右侧壁。在彩色血流图上，无动脉导管返流现象。

八、单心室畸形

典型的单心室畸形是指原始心室段发育异常形成的一组复杂畸形。心脏只有一个功能主心腔，可有两条流入道或单个房室口。

(一)病理

单心室畸形的原因可能与室间隔未发育或是某个房室瓣闭锁有关。前者造成单个心室两条流入道，后者造成单个心室单条流入道。本病除了流入道异常外，流出道也有多种变异，如单条流出道或双条流出道。根据主心室腔的形态学，单个心室腔可分为左心室型、右心室型和不定心室型。多数病例表现为左心室型。

单心室预后很差，多数胎儿出生后短期内死亡，其中50%于生后1个月内死亡。主要死亡原因为心力衰竭和肺动脉高压。

(二)血流动力学

单心室的病理解剖复杂，血流动力学改变差异较大。由于仅为单个心室，接受来自肺静脉和腔静脉的混合血，故无所谓左、右两边的压力是否相等，也不会发生宫内心衰，除非存在某个房室瓣狭窄、闭锁或关闭不全，才会出现左、右心房压力差异。如合并肺动脉狭窄者，以右向左分流为主，血流动力学改变类似法洛四联症；如无肺动脉狭窄，肺动脉阻力较低，血流动力学改变类似肺动脉高压型室间隔缺损，以左向右分流为主。

(三)超声特征

(1)胎儿超声检查易漏诊。

(2)如果是双流入道单心室畸形，声像图上可见有两个心房、两个房室瓣及一个心室，彩超则显示两条房室血流。

(3)如果是单心房单心室，那么声像图仅见一个心房、一个房室瓣及一个心室，彩超也只显示一条房室血流。

(4)如果流出道出现异常变化时，声像图也会有相应的异常改变。

(四)鉴别诊断

(1)单心房单心室畸形混淆的是完全性房室通道，尤其是那些存在巨大室间隔缺损的房室通道。

(2)单心室畸形鉴别的还有左心发育不良综合征和右心发育不良。左心发育不良综合征和右心发育不良者单个心室腔的左、右壁厚度不等，三血管平面能显示主动脉或肺动脉返流。同时，左心发育不良综合征也易引起宫内心衰。

九、三尖瓣下移畸形

三尖瓣下移畸形是一种先天性心脏缺陷，其病变主要是三尖瓣的两个瓣叶(隔瓣和后瓣)下移至右心室，并伴有瓣叶发育不良。

(一)病理

三尖瓣隔瓣和后瓣向右室后壁和室间隔方向位置下移，黏附于室间隔上，瓣叶发育及活动异常，仅有瓣尖活动，导致右室分为两个腔：①房化右心室，由三尖瓣功能开口以上的室间隔和右室游离壁的一部分组成；②固有右心室，由右心室剩余的部分构成。三尖瓣下移病例还可能合并其他心脏畸形，如房间隔缺损、肺动脉狭窄或闭锁、法洛四联症、房室通道和大血管错位，同时心律失常也较常见。

(二)血流动力学

右心室尤其是心室心房部的室壁比较薄，而且三尖瓣的两个瓣叶(隔瓣和后瓣)下移、活动度减小，使心脏收缩期三尖瓣出现严重关闭不全，血液返流至右心房，加上本来属于右心室的心室心房部，造成右心房极度扩张，因此，三尖瓣下移的胎儿极易发生充血性心衰。据统计，心衰的发生率达 50%。预后均较差。

(三)超声特征

(1)四腔心切面上，超声可显示右心房显著增大，严重者右心房巨大。

(2)十字交叉结构消失，三尖瓣瓣叶下移至右心室，右心室相应缩小。

(3)三尖瓣下移加上瓣膜发育不良，造成三尖瓣功能极差，彩色血流图上显示心室收缩期大量血液返流至右心房。

(4)心衰发生时，声像图显示心脏进一步扩大，心室收缩力减弱。同时还可出现胎儿水肿、腹水、胸腔积液及心包积液。

(5)如果合并心内其他畸形，超声也能发现相应异常表现，如肺动脉狭窄或闭锁、法洛四联症、主动脉缩窄、房室通道和大血管错位等。

(四)鉴别诊断

单纯三尖瓣发育不良可伴有右心房增大和三尖瓣返流，但声像图上无瓣叶下移改变。还有一种很少见的“特发性巨大右心房”，超声也显示为右心房增大，但是无三尖瓣瓣叶下移和三尖瓣反流。

十、法洛四联症

法洛四联症是指这一病变，共涉及四种异常改变：室间隔缺损、右心室漏斗部及肺动脉狭窄、主动脉骑跨和右心室肥大。法洛四联症是最常见的紫绀型先天性心脏病，占活产先心胎儿的 5%～10%。

(一)病理

胚胎第 5 周时，管状的动脉干腔内和心球内部分别长出一对螺旋形的纵嵴，并互相延续成为螺旋形的纵向隔膜，将动脉干和心球远端分为主动脉干和肺动脉干；心球部分渐渐与室间隔融合，成为以后的右心室漏斗部和左心室流出道。

法洛四联症的基本病因是右室漏斗部发育不良，其被认为是胚胎时期螺旋形的主肺动脉隔有偏位，造成了主动脉和肺动脉一大一小，左、右流出道一宽一窄和室间隔膜部缺损。这种不均等的分隔使主动脉骑跨于缺损的室间隔上。

(二)血流动力学

虽然肺动脉狭窄使右心室一部分血进入骑跨的主动脉，但与此同时，本应通过肺动脉、动脉导管进入降主动脉的血液也减少，结果在宫内胎儿的体循环量及肺循环量与正常胎儿相差无几。即使发生严重肺动脉狭窄，右心的血液照样能通过骑跨的主动脉从动脉导管流至肺动脉再进入两肺。因此，宫内期间没有造成胎儿右心室过度负荷，胎儿不表现出右心室肥大。

然而，产后因血流动力学改变出现了右向左分流，胎儿缺乏足够的血流进入肺循环换氧，使体循环的氧饱和度大大下降，临床上出现发绀；同时，肺动脉狭窄而体循环压力又升高，右心室过度负荷，久之出现右心室肥大。

(三)超声特征

(1)室间隔缺损：由于绝大部分胎儿的室间隔缺损都靠近流出道，因此在四腔心切面上往往不易观察到室缺回声。此时，略倾斜探头使声束对向左心室流出道寻找，方能发现室间隔连续线回声出现中断。

(2)主动脉骑跨：左心长轴切面上除了可观察室间隔缺损外，还能显示主动脉骑跨于室间隔以及主动脉扩张。

(3)肺动脉狭窄：在正常情况下肺动脉于横径与升主动脉横径基本相等或略大于升主动脉。无论是右心室流出道、大动脉短轴切面还是三血管平面都能发现肺动脉狭窄的证据，主要表现为肺动脉管径明显小于主动脉管径。

(4)法洛四联症合并肺动脉瓣缺失者，声像图表现为肺动脉主干瘤样扩张。

(5)法洛四联症可合并肺动脉闭锁和肺动脉缺如，而且也有可能合并其他心内畸形如房室间隔缺损、肌部室间隔缺损、大血管排列异常、右位心等，同时，也可能合并有心外畸形。

(四)鉴别诊断

法洛四联症应与以下几种疾病相鉴别：肺动脉闭锁合并室间隔缺损、永存动脉干、右心室 双流出道、大动脉转位等。检查时，对这些病变首先要识别两条大动脉心室起源、关系及主动脉是否骑跨、骑跨的程度。充分利用胎儿体位变化，多角度扫查，帮助确认。

十一、大血管转位

大血管转位是指两条大动脉(主动脉和肺动脉)与相应的两个心室(左心室和右心室)连接异常的一类先天性心脏畸形。其中，又有完全性大血管转位和纠正性大血管转位之分。完全性大血管转位是指左右房室间的连接一致；纠正性大血管转位是指房室间的连接也有转位，即右心房与左心室相连，左心房与右心室相连，结果左心房的血液经右心室仍流入主动脉，右心房的血液经左心室仍进入肺动脉，因此无血流动力学改变。

(一)病理

胚胎第5～7周，原始动脉干内及心球内形成的主肺动脉隔，为一螺旋形隔膜，将动脉干及心球分隔为主动脉和肺动脉干，两者互相缠绕。其中，右心室与肺动脉漏斗部相连，左心室与主动脉前庭相连。大血管转位是由于主肺动脉隔按反方向螺旋或为直行下降，造成主动脉与肺动脉几乎保持平行解剖位置，与所属心室连接完全错位，即主动脉起自右心室的右前方，肺动脉发自左心室的左后方。通常，大部分病例主动脉位于肺动脉的右前方，少数则为主肺动脉并行或主动脉位于肺动脉后方。

大血管转位可合并或不合并室间隔缺损，室缺的部位可在膜部、肌部或漏斗部。有时还可合并肺动脉狭窄、左心发育不良综合征和主动脉缩窄等。

完全性大血管转位的自然病程，约 70%能活到 1 周，50%可活到 1 个月，11%可活到 1 年。大血管转位可行手术治疗，手术治疗的目的是建立体循环和肺循环之间的交通和纠正循环的错位。

(二)血流动力学

单纯大血管转位不论有无室缺，宫内期间对胎儿血流动力学的影响都不大。这是因为卵圆孔及动脉导管的存在，使左、右心负荷相等。产后则不然，如果不存在左右心之间的交通以适应血液循环的改变，胎儿很快会死亡。通常，存在左右心交通的情况有卵圆孔未闭、房间隔缺损、室间隔缺损及动脉导管未闭。

(三)超声特征

声像图诊断大血管转位的依据是大血管与心室连接异常。

(1)检查顺序按照节段分析法：确定内脏-心房关系、心房-心室关系、心室大动脉关系。

(2)确定解剖左心室、解剖右心室。

(3)主动脉与肺动脉的区别与关系：正常左右心室流出道十字交叉的关系消失，主动脉与肺动脉平行而出。肺动脉分支较低而近，即为肺动脉的左右分支，而后直接发出动脉导管至降主动脉；主动脉直接连接主动脉弓，主动脉弓上见三条颈血管分支。

(4)纠正性大血管转位：均为心房与心室连接不一致，心室与大血管连接不一致。此类连接使体静脉回流血仍进入肺动脉和动脉导管；肺静脉回流血仍进入主动脉。大动脉多平行，主动脉常位于肺动脉左侧。

(5)当合并室间隔缺损时，在膜部、漏斗部或肌部可有室缺声像图表现。

(四)鉴别诊断

大血管错位合并室间隔缺损有时极易与右心室双流出道混淆，尤其是右心室双流出道中的主动脉与肺动脉平行，主动脉位于肺动脉前方这种类型。

十二、右心室双出口

肺动脉及大部分主动脉均发自右心室，称为右心室双出口，发病率约占所有先心病的 1%。

(一)病理

右心室双出口是胚胎时期心球和动脉干的发育异常造成。右心室双流出道可能属于不完全性大血管错位，主动脉和肺动脉干均发自右心室。根据两条大血管之间的关系，右心室双出口又分为以下三种类型。最常见的一类是接近正常型，主动脉位于肺动脉干的后方，两者仍相互螺旋。另两类的特点是两条大血管互相平行，但主动脉或位于肺动脉干的后方，或位于肺动脉干的前方。右心室双出口一定存在室间隔缺损，室间隔缺损是左心室的唯一出口，室间隔缺损的部位可分为主动脉下、肺动脉下、双动脉下和远离大动脉型。

右心室双流出道常合并其他心内畸形，如房室瓣狭窄或闭锁、单心室、肺动脉或主动脉狭窄甚至闭锁和主动脉缩窄。可以合并的心外畸形有气管食管瘘、唇裂腭裂、染色体异常。右心室双流出道的预后与合并其他心内及(或)心外畸形有关。

(二)血流动力学

如果不存在房室瓣膜的梗阻或主、肺动脉的狭窄，一般宫内期间不会发生心衰，因为所有回心的血流入右心室，最后也都能从右心室流出保持所谓的“进出平衡”。但是，产后右心室因为要承受体循环和肺循环双倍血流量，故负荷过度，进而发生充血性心力衰竭。

(三)超声特征

(1)在声像图上见主动脉与肺动脉均发自右心室，两条大血管可能表现为平行而出，也可略有交叉。主动脉与肺动脉干的关系变化多，应注意区分主动脉和肺动脉。

(2)声像图上两条大血管的管径可以大小相当，也可显示为一大一小。以肺动脉狭窄多见。

(3)室间隔缺损是左心室的唯一出口。

(4)如果合并其他心内及(或)心外畸形，超声也有相应所见。

(四)鉴别诊断

右心室双流出道、法洛四联症、大血管错位、永存动脉干都是属于胚胎时期心球和动脉干发育异常。在这些异常中，右心室双流出道属于复合性心球、动脉干异常，有时病理改变介于两种畸形之间，则产前很难做出鉴别诊断。

1. 法洛四联症

在右心室双出口中，有一种类型是主动脉、肺动脉之间的关系仍正常，即肺动脉位于主动脉前方，两者螺旋式上升。如果合并肺动脉狭窄，主动脉增宽。宽大的主动脉也可骑跨在室间隔上，此类型的右心室双流出道与法洛四联症相差无几。临床上有人将主动脉骑跨的程度定在 90%，即＞90%的主动脉位于右心室上，诊断为右心室双流出道。反之，则诊断为法洛四联症。

2. 大血管转位

右心室双流出道中的主、肺动脉平行，主动脉位于肺动脉前方，肺动脉骑跨在室间隔上，这一类型与大动脉转位非常相像。典型的大血管转位左心室流出道对准肺动脉(似左向右交叉)，而右心室流出道与大血管(主动脉)完全失去正常关系(即无右向左交叉)，主动脉位于肺动脉前方。临床上的鉴别标准也是用肺动脉 50%以上或 90%以上的骑跨程度。因此，产前超声的鉴别极不容易。

3. 永存动脉干

如果是永存动脉干，超声就不能显示三血管平面，绝大部分永存动脉干左右肺动脉直接发自动脉干，不存在动脉导管。

十三、永存动脉干

永存动脉干是指仅一条大血管从心脏发出，在这条大血管上，再分支出冠状动脉、肺动脉。

(一)病理

永存动脉干也是属于原始心球和动脉干的发育异常。由于分隔动脉干的螺旋形纵隔严重缺损或未发生，动脉干未能被分隔成肺动脉干和主动脉干。

病理上，单条大血管发自左右心室，仅为 1 个半月形瓣膜，常有 3 个瓣叶。但是，可偶见 2～6 个瓣叶。同时，还可合并心内其他部位的异常。其中，最常见的是室间隔缺损。因为心室流出道部分是由心球发育而来，室间隔缺损造成单条大血管骑跨在左右心室上。由于动脉干分出肺动脉的方式多种多样，永存动脉干又分有很多亚型。例如，肺动脉干发自动脉干后再分出左右肺动脉、左右肺动脉发自动脉干的右侧、左右肺动脉发自动脉干的两侧和无肺动脉分支、肺部血供来源于降主动脉的分支等。

合并的其他心内异常还有二尖瓣闭锁、房间隔缺损、房室通道、单心室、主动脉弓发育异常、肺静脉异常等。

(二)血流动力学

如果动脉干瓣膜无关闭不全，一般宫内期间胎儿不发生心力衰竭，这是因为室间隔缺损、单条动脉干骑跨在左右心室上的缘故。但若动脉干有瓣膜关闭不全，则可引起大量舒张期返流，严重时可出现充血性心衰。产后，肺叶的扩张使肺动脉压力降低，加之断脐后体循环压力升高，大量血液进入肺循环，导致肺动脉高压和心脏过度负荷，最终发生充血性心力衰竭。由于进入体循环是混合的动、静脉血液，临床上胎儿有发绀表现。

永存动脉干的预后通常不良。大部分胎儿在产后 1d 至 1 个月发生心衰。

(三)超声特征

(1)永存动脉干的声像图特点是单条大血管骑跨在室间隔上。

(2)在三血管平面上无动脉导管血流图显示。

(3)由于存在不同的亚型，超声很难做出准确诊断及分型。

(4)如果合并心内其他畸形如单心室、二尖瓣闭锁等，声像图上均可有相应的表现。永存动脉干合并的主要心外畸形有泌尿生殖道畸形、内脏反转和无脾综合征等。

(四)鉴别诊断

最易与永存动脉干混淆的是法洛四联症合并肺动脉干严重狭窄，后者的二维超声往往无肺动脉干显示，声像图酷似永存动脉干。狭窄的肺动脉只要仍有向前血流，彩超就可显示细窄的动脉干血流信号。如果法洛四联症合并严重肺动脉狭窄或肺动脉闭锁，三血管平面上可显示肺动脉返流信号。

十四、主动脉缩窄

主动脉缩窄是指主动脉弓上任何部位出现的狭窄。

(一)病理

发病机制可能为：①胚胎早期第四、第六对弓动脉与降主动脉连接障碍；②弓水平的导管组织发育紊乱；③由于升主动脉血流减少，动脉导管和降主动脉血流增多，造成主动脉弓发育不良和狭窄。其中，第三种假设尤为受到重视。当动脉导管流向降主动脉的血流增加后，在与动脉导管相对的主动脉弓上产生一个嵴，加上升主动脉血流减少，造成流经主动脉弓峡部的血流也减少，这样很容易在主动脉峡部形成缩窄。

主动脉缩窄最易发生的部位是主动脉弓峡部。

有资料显示，主动脉缩窄合并心内其他部位异常为 87%～90%。常见的有主动脉瓣狭窄和关闭不全、室间隔缺损、房间隔缺损、大血管错位、永存动脉干、右心室双流出道等。

(二)血流动力学

宫内期间正常胎儿流经主动脉峡部的血液并不很多，约占胎儿心排血量的 10%。因此，主动脉缩窄胎儿不一定出现心衰。但在早孕末期及中孕初期(妊娠 10～14 周)，主动脉缩窄却极易表现出心衰症状、颈项透明层增厚，甚至出现颈部水囊瘤。随着妊娠的继续，胎儿心脏发育趋于成熟和淋巴管与颈内静脉的相通，心衰可能会得到纠正或部分纠正，颈项透明层增厚可以消退或部分消退。如果有严重主动脉缩窄，主动脉弓峡部几乎完全被阻塞，以及管状主动脉弓发育不良和存在心房水平或心室水平的左向右分流，其心衰不仅不能得到纠正，反而还会出现右心增大和进行性胎儿水肿等症状。产后，即使胎儿有动脉导管延迟关闭，但终因肺内阻力降低使绝大部分右心室血液进入肺循环，加重胎儿右心负荷造成充血性心衰的发生。产后即刻或新生儿期发生心衰的胎儿约占 50%。若不存在室间隔缺损，左心室也会因过度负荷而发生衰竭。

(三)超声特征

(1)最常用的切面是三血管平面，管状主动脉弓发育不良时超声显示主动脉弓某段的狭窄，病变段管径明显小于升主动脉及肺动脉(动脉导管)管径。彩超仍显示向前血流信号，但明显细于肺动脉血流。

(2)主动脉缩窄病例的其他表现还有左心室和升主动脉偏小，右心室、肺动脉干偏大。在有些病例中，这类异常改变可能是首先发现的征象，因而应仔细检查主动脉弓可能存在的狭窄。

(3)有作者报道，心房水平彩超能观察到左向右分流或双向血流，说明左心血流量减少，右心血流量增多，因而有助于做出本病诊断。

(4)对于主动脉缩窄合并的其他多发性畸形，声像图也会有相应的异常改变。

十五、心脏肿瘤

胎儿心脏肿瘤是相当少见的一种心脏病变，占活产儿的 0.0017%～0.027%。

(一)病理

病因不明。大部分心脏肿瘤为良性，包括横纹肌瘤(58%～60%)，其次是畸胎瘤(20%)，少见的有纤维瘤(12%)、血管瘤(2.8%)、黏液瘤及间皮瘤等。

不同的肿瘤的大小和生长部位都各有特点。横纹肌瘤倾向于多发性，生长在室壁或室间隔上，呈结节状。畸胎瘤可以生长在心包内或心包外，包膜完整且以囊性为主，内含 3 个胚层的组织，常引起心包积液。纤维瘤可有蒂与心室壁或室间隔连接，并可发生钙化。黏液瘤能活动，多数起源于左心房。血管瘤则多数起源于右心房，常伴有心包积液。

(二)血流动力学

肿瘤在心腔内可阻塞流入道或流出道，出现一系列的病状及心律失常，两者都可能最终发展为充血性心力衰竭。预后取决于肿瘤大小、所处部位、肿瘤类型。

(三)超声特征

(1)心腔内显示肿块回声是超声诊断心脏肿瘤的基础。横纹肌瘤的声像图特点是呈多发性结节状，大多位于心室肌内，肿瘤呈均匀强回声。畸胎瘤可位于心包内或心包外，其包膜清晰，以囊实性肿块多见，极易出现心包积液。纤维瘤多为单个孤立的肿瘤，长在心室壁或室间隔上。血管瘤则多位于心底部近右心房处。

(2)一旦肿瘤阻塞心脏流入道或流出道，或引起患儿心律失常，超声都能检测到相应改变。例如，心脏增大、心脏收缩乏力、心包积液、胸腔积液、腹水、胎儿水肿和羊水过多等。

十六、心室内强回声点

心室内强回声点是一种声像图表现而不是一种心脏畸形，更不是一种心脏异常诊断。但心脏超声时常能见到，有时又与胎儿异常有关。

中期妊娠(18～22 周)的声像图上显示心室内强回声点的发生率为 2.1%～5%。

心室内强回声点的发生机制虽不完全清楚，但目前有几种解释：①心室内腱索增厚，增厚的腱索形成强回声反射。②乳头肌中央矿物质沉积。引起矿物质沉积、钙化的原因，可能是乳头肌内冠状动脉末梢分支早期缺血性改变。③可能是乳头肌及腱索不完全穿孔，这种穿孔可以是正常心房心室发育过程中的一种变异。随着妊娠月份的增加，多数强回声点渐渐模糊不清、缩小，甚至消失。

文献资料显示，心室内强回声点染色体异常的发生率为 1%～5%。心室内强回声点合并胎儿异常的概率是 20%～24%，由于心室内强回声点很容易被超声发现，因此一经发现，应仔细检查胎儿有无合并心内或心外异常，应检查胎儿染色体以确定核型是否正常。

超声特征有如下几点。

(1)在声像图上，左心室或右心室内见点状强回声。据统计，左心室显示强回声点的概率明显多于右心室，也可同时见于左、右两个心室。

(2)大部分病例显示单个强回声点，少数则有 2～3 个强回声点。

(3)回声强度与骨回声相似，但不伴声影。强回声点径线在 1～6mm，位于乳头肌或腱索附近。实时超声显示强回声似悬空于心腔中，并随心室的收缩和舒张而活动。

(4)大部分强回声点随孕周增加而缩小，回声强度也逐渐减弱。到足月妊娠时几乎完全消失；少数则可一直持续存在，直至分娩，甚至产后超声仍能观察到。

对大部分胎儿而言，心室内强回声点可能无重要临床意义。但也发现这一超声所见可出现于其他心内及心外异常中，如各种先天性心脏病、颈项透明层增厚、颈部水囊瘤、脑室扩张、脑膨出、肠管强回声、指/趾异常、生长迟缓以及染色体异常等。

十七、心律失常

胎儿心律失常包括心率过快、心率过慢及心律不规则。心率超过 160 次/min 为心率过快，最常见的病理情况是室上性心动过速，心率在 180～300 次/min。心率过慢是指心率低于 120 次/min，最常见的病理情况是房室传导阻滞，心室率为 40～50 次/min。心律不规则有房性早搏与室性早搏，也包括房室传导阻滞。在所有的心律失常中，房性早搏最为常见。

(一)病理

室上性心动过速的原因有自发性及折返两种。自发性是指异位兴奋灶发生高频率的冲动，暂时取代窦房结。折返是因为房室结存在双通道，兴奋信号在往心室传导的同时又从另一通道折返回原点又再传、再折返，循环不止。室上性心动过速的特点是心房与心室的收缩保持 1∶1，即每次心房的收缩都能传导到心室。临床上往往表现为突然发作、突然终止。一旦发作，心率可达 180 次/min 或更快。

房室传导阻滞可能是传导系统发育不良、与房室结之间无连接或房室结解剖位置异常。其中，约 50%的胎儿存在心脏解剖结构的异常，包括单心室、心脏肿瘤和心肌病等。

房室传导阻滞分三度：Ⅰ°房室传导阻滞仅表现为房室传导延迟，每个心房冲动都能传到心室。Ⅱ°房室传导阻滞中的莫氏Ⅰ型表现为房室传导逐渐延长至心室搏动脱漏，间歇性心室搏动脱漏，但房室间期恒定。恒定的房室间期可以是正常间期也可能是间期延长。Ⅲ°房室传导阻滞也称完全性房室传导阻滞，是指心房冲动完全不能传达至心室，出现交界性逸搏心律或室性逸搏心律。心房率基本正常，但心室率慢。Ⅰ°及Ⅱ°传导阻滞一般不影响血流动力学，Ⅲ°传导阻滞由于心室率过缓可使心排血量下降而出现充血性心衰。

房性早搏及室性早搏的病因不清。但这两种现象都被认为是良性病变，既不增加先天性心脏病的机会，也不影响血流动力学变化。而且，往往在宫内或产后不久就消失。

(二)血流动力学

室上性心动过速时，由于心室率过快引起心室充盈不足，心排血量下降和右房负荷增加，最终导致充血性心力衰竭和胎儿水肿。

Ⅰ°及Ⅱ°传导阻滞一般不影响血流动力学，Ⅲ°传导阻滞由于心室率过缓可使心排血量下降而出现充血性心衰。

(三)超声特征

超声诊断胎儿心律失常有两条途径，一是心脏M超，取样线经过心房壁和心室壁或经过心房壁及大动脉瓣，所获得的M超曲线可反映心房及心室的收缩。M超曲线可反映心房及心室收缩，正常胎儿的心房收缩波、心室收缩波依次、规律出现。二是血管超声多普勒，取样容积置于动脉与静脉血管之间，同时描计多普勒频谱。其中，动脉频谱反映心室收缩，静脉频谱反映心房收缩。

每个心动周期总是先心房收缩，后面紧跟着心室收缩；有一次心房收缩就有一次心室收缩。心房率等于心室率，每个心动周期间的距离也相等。

正常胎儿心率在6周时约117次/min，9周时176次/min，10周时172次/min，13周时158次/min。心率渐渐减慢，中期妊娠后维持在120～160次/min，平均140次/min。

胎儿期间较常见心律失常有房性早搏、室性早搏、房室传导阻滞及室上性心动过速。当超声显示胎儿心律不规则时，就应做进一步的M超或多普勒超声检查。

(四)房性早搏

M超扫描线通过右心房壁和左心室壁，同时记录心房和心室收缩运动曲线。房性早搏时可见心房波提前出现，根据有无心室收缩波，判明是否下传。

多普勒超声检查记录房室瓣过瓣血流频谱，A峰代表心房收缩。房性早搏表现在左室收缩后，房室瓣口无E峰血流，而提前出现A峰。其后常紧跟心室舒张早期E峰，期前出现的A峰到该E峰时间较正常缩短。

(五)室性早搏

M超扫描线通过右心房壁和左心室壁，同时记录心房和心室收缩运动曲线。室性早搏时可见心室波提前出现，且无期前心房波，舒张时间明显延迟，是正常节律时的2倍。

多普勒超声检查记录房室瓣过瓣血流频谱，正常心室收缩早期血流频谱E峰之后，A峰消失。经过一个较长的间歇，又出现一个E峰。此E峰后的A峰出现时间较正常心律延长。

(六)房室传导阻滞

Ⅰ°房室传导阻滞不表现为心律失常，因此一般不能被发现。Ⅱ°房室传导阻滞表现为部分心房搏动不能下传至心室，心房搏动与心室搏动间的距离可正常也可延长，或表现为逐渐延长直至心房搏动受阻，常见的有3∶2及2∶1下传。Ⅲ°完全性房室传导阻滞表现为心房搏动与心室搏动无任何关系，各自搏动，心室率极为缓慢，仅为40～50次/min。

第六节 胸腔畸形

一、正常声像图

四腔心切面是观察胸腔最重要的平面。在这一平面上，心脏位于胸腔内偏前偏左，心尖指向左侧，心脏面积约占胸腔面积的1/3，晚期妊娠时超过1/3，足月妊娠时近1/2。在四腔心切面上，右肺面积略大于左肺。做右侧纵切面观时，肺呈锥形，与胸壁紧贴，两者之间无腔隙。肺下方为膈肌，膈肌呈低回声带。做左侧纵切面观时，心脏位于膈肌之上，后上方为肺组织。当切面经过右心房时，显示下腔静脉穿过膈肌进入右心房。

二、先天性囊性腺瘤样畸形

先天性囊性腺瘤样畸形(CCAW)是肺错构瘤之一，其特点为末梢支气管过度生长，呈腺瘤样生长，并损害肺泡。

(一)病理

呼吸道由气道和气体交换场所组成。这两种器官来源于不同的胚胎组织。气道来源于前肠；呼吸功能的完成依赖于血管、淋巴、结缔组织和软骨、肌肉等，这些组织则来源于间充质。肺囊性腺瘤样病变可能是由于气道与间充质未能正常联系，腺体未分化成肺泡而是呈息肉样增生，形成了“腺瘤样”病理改变。

CCAM可分为3种类型：Ⅰ型为大囊肿型，囊肿直径为2～10cm；Ⅱ型为多个小囊肿，囊肿直径＜1.2cm；Ⅲ型为实质性肿块。

本病大多数为单侧性病变，或仅累及一叶肺。病变肺体积可以很大，造成纵隔移位，挤压正常肺组织。由于病灶的存在使胎儿纵隔移位、血管心脏受压，进而导致胎儿非免疫性水肿的发生。且由于正常肺组织受压后不能正常发育，产后可发生呼吸窘迫综合征。

25%的先天性囊性腺瘤样畸形合并其他异常。包括呼吸道其他异常、心血管系统畸形(法洛四联症、永存动脉干)、泌尿系统异常(肾缺如、肾发育不良、巨膀胱)、消化道异常(肠闭锁、膈疝)、中枢神经系统异常(脑积水、脊柱畸形)等。

CCAM的预后与病变严重程度如是否存在肺发育不良、是否存在纵隔移位和是否合并其他异常有关。Ⅰ型及Ⅱ型若不合并其他异常，预后相对较好，尤其是Ⅰ型。Ⅲ型较易出现胎儿水肿，一旦胎儿水肿，死亡率极高。

(二)超声特征

(1)在声像图上，先天性囊性腺瘤样畸形Ⅰ型表现为大囊肿型，肺实质内见一个或数个圆形无回声区，边界清晰，囊肿大小不一；Ⅱ型显示为多个小囊肿；Ⅲ型声像图上病变呈均匀一致的强回声区，无任何囊肿可见。

(2)由于病变肺体积的增大可造成胎儿纵隔移位，心脏被推向对侧。在纵隔严重移位病例中可出现羊水过多、胎儿水肿，甚至出现胎儿胸腔积液和腹水。这些异常的改变表示胎儿出现心力衰竭。

(3)当 CCAM 合并其他异常时，声像图可显示相应的异常改变。

(三)鉴别诊断

1. 隔离肺

最易与 CCAM Ⅲ型相混淆的是隔离肺。隔离肺的声像图表现也呈均匀一致的强回声区，累及一侧肺或一叶肺，也可造成纵隔偏移。但是，病变主要出现在下叶肺，彩超可显示胸主动脉分支进入病变肺组织内。

2. 膈疝

当肠管疝入胸腔时，声像图与 CCAM Ⅱ型相似。但仔细观察，膈疝的肠管回声能出现蠕动现象。

3. 支气管囊肿

CCAM Ⅰ型需与支气管囊肿相鉴别。一般地说，支气管囊肿多为单发性，体积相对小且靠近中线。

三、隔离肺

隔离肺也称副肺，是一种先天性畸形，表现为肺的某一部分与正常肺分离。隔离肺的肺组织除了不与气管相通外，其血供来源于体循环而不是肺循环。隔离肺占先天性肺部异常的0.15%～6.4%。

(一)病理

正常气管、支气管树来源于前肠。副肺是由于该部分肺起源于非正常的气管和支气管树，或者是该部分肺发育过程中未与其他支气管树相连。如果副肺萌芽发生在胸膜形成之前，胸膜形成时副肺与其他正常肺叶则共享同个胸膜腔，这种情况被称为肺内隔离肺。如果副肺萌芽发生在胸膜形成之后，那么这部分肺就有自己独立的胸膜腔，称为肺外隔离肺。临床上，肺外隔离肺多于肺内隔离肺。

肺外隔离肺最常见于下叶肺与膈肌之间，占 70%且左侧多于右侧。副肺的动脉来自体循环，其血供来源或是胸主动脉或是腹主动脉。静脉回流至下腔静脉或肺静脉。

由于隔离肺属于前肠发育畸形的一种，因此常可合并其他种类的前肠发育异常，如气管食管瘘、食管憩室、食管囊肿、支气管原囊肿。约 10%的肺内隔离肺胎儿合并有肺外畸形，包括骨骼异常、膈疝、先天性心脏病(三尖瓣闭锁、大血管错位、主动脉狭窄)、肾脏和脑部异常等。

(二)超声特征

(1)在声像图上，隔离肺多为单侧性病变，呈均匀强回声包块，位于胸腔或腹腔内。

(2)包块内部见丰富彩色血流信号，有时可见一条较粗的动脉来源于降主动脉。

(3)包块较大可造成纵隔移位、心脏受压。

(4)有细蒂的副肺可能会发生扭转，使静脉及淋巴回流受阻出现同侧胸腔积液，可进一步加重纵隔移位。

(5)食管受压者可出现羊水过多，严重的纵隔偏移可导致胎儿水肿。

四、膈疝

膈疝是指腹腔内容物通过横膈上的裂孔、缺损进入胸腔。发病率为新生儿的1∶(2000～3000)。

(一)病理

先天性膈疝可以为散发性，也可有家族史。正常膈肌为一穹隆状隔膜，将胸腔与腹腔分隔开来，膈肌由以下4个部分融合而成：①原始横膈；②胸腹隔膜；③食管系膜；④两侧体壁和背外侧壁。膈肌的发育过程中如果某一组成部分发育停止或发育不全，就会造成相应的缺损。

常见的几种膈肌缺损如下所述。

1. 胸腹裂孔疝

位于膈肌的背外方，是最多见的一种膈疝，占新生儿先天性膈疝的85%～90%，其中80%位于左侧。疝入胸腔的内脏有小肠、胃、脾、结肠。

2. 胸骨后膈疝

缺损位于胸骨后方的膈肌，疝孔常偏右，发生率占所有膈疝的2.6%。胸骨后膈疝可伴发其他畸形，如右位心、先天性心脏病等。

3. 膈膨升

膈肌发育不良、肌层纤维层薄。呈半透明状，膈顶抬高。可达第4至第2肋间水平。右侧多于左侧，占所有膈疝的5%。

4. 食管裂孔疝

由于膈脚和食管韧带发育障碍，形成了宽大的食管裂孔，造成胃的上部进入胸腔。

由于腹腔脏器进入胸腔，造成患侧胸腔内的肺组织受压，纵隔推向对侧。腹腔脏器疝入越早越多，纵隔推移往往越明显，肺发育受损就越严重，产后呼吸衰竭发生率则越高。另外，约29%的病例可合并其他部位异常如中枢神经系统异常(无脑儿、脑膨出、脊柱裂)、唇裂和腭裂、脐膨出、心血管畸形(室间隔缺损、法洛四联症、大血管错位、主动脉缩窄)、泌尿系统异常(肾缺如、肾盂积水)和骨骼畸形等。

先天性膈疝还可合并染色体异常如21-三体综合征、18-三体综合征以及13-三体综合征。

膈疝总的预后均较差，围生期死亡率为30%～90%。通常情况下，预后与以下几个因素有关：膈疝部位、大小；腹腔脏器疝入胸腔的多少；膈疝出现的孕周；有无胎儿水肿和羊水的多少。

(二)超声特征

通常，超声不能显示膈肌上的缺损，只有当腹腔内容物疝入胸腔，才能做出判断。

(1)本病超声诊断要点：声像图显示胸腔内占位性病变，以左侧多见。病灶多为混合性。若是胃泡，声像图显示为一个较大的囊性结构；若是小肠，则显示为不规则的肠管断面含有液体；肠梗阻时则有肠管扩张；心脏及纵隔可推向右侧。

(2)大量腹腔脏器进入胸腔，胎儿腹围也可相应缩小。如果腹围＜第5百分位数，又有上述声像图表现，便可提示先天性膈疝的存在。

(3)严重的纵隔移位，可影响胎儿静脉回流和羊水的吞咽，严重者可出现胎儿水肿、胸腔积液、腹水和羊水过多。

(4)对于发现膈疝的病例，超声应仔细检查胎儿是否还合并其他畸形。

(三)鉴别诊断

易与先天性膈疝混淆的疾病有胸部其他囊性病变，如先天性囊性腺瘤样畸形Ⅰ型及Ⅱ型、支气管囊肿。但是，先天性膈疝可有蠕动现象，而其他病变没有蠕动。

肝脾等实质性结构疝入胸腔，需注意与先天性囊性腺瘤样畸形Ⅲ型及隔离肺相鉴别。先天性囊性腺瘤样畸形及隔离肺时病变区回声更强更亮，而肝脾回声强度则相对偏低。此外，肝实质内可显示细条胆管回声区。

第七节　腹壁畸形

一、脐膨出

脐膨出为腹壁中线包括肌肉、筋膜和皮肤缺损，腹腔内容物突入脐带内，表面覆盖膜状物。

(一)病理

多为散发性，常与染色体异常有关。

脐膨出的原因是胚胎时期外胚层皮肤向中线包卷失败，腹壁中线缺损，腹腔脏器通过脐根部突入脐带内。肠管、胃泡、肝脏是最常见的脐膨出内容物。膨出物表面覆盖有两层膜：内层为腹膜，外层为羊膜，脐带连接于膨出之上。脐膨出的大小差异很大，小的仅有少许肠管突入，大的含有腹腔内大部分脏器。

(二)超声特征

(1)妊娠12周后(妊娠12周前生理性中肠疝尚未消失)，超声显示腹前壁包块，界限清楚，表面见线状强回声膜覆盖。

(2)巨型脐膨出的包块内容物内含肠管及肝脏、脾脏等；小型脐膨出通常仅含有肠管。

(三)鉴别诊断

脐膨出主要是与腹裂相鉴别。腹裂也是一种较常见的腹壁缺损，但属于非中线缺损。多数腹裂缺损偏右侧，表面无膜状物覆盖，脐根部正常(即脐带连接于脐孔处)。另外，腹裂缺损相对较小，突出物多为肠管，少有肝脏突出。

此外，需与脐膨出鉴别的还有体蒂异常和泄殖腔外翻。体蒂异常和泄殖腔外翻多为巨大的腹壁缺损，大部分内脏突出体外且有脐带异常，如脐带过短、单脐动脉，甚至无脐带。胎儿腹腔内脏(多为肝脏)与胎盘相贴，胎体活动极度受限，脊柱异常弯曲也较常见。

二、腹裂

腹裂是指脐旁腹壁全层缺损，伴腹腔内脏突出。发病率为1∶(10000～15000)活产。

(一)病理

腹裂大部分为散发性，也有家族史报道，但少有染色体异常。

腹裂的特点为脐旁腹壁的全层缺损，而脐带与腹壁相连处为正常。通常病损主要见于脐右侧，缺损往往较小，大都在2～4cm。突出的腹腔内脏主要是肠管，极少有肝脏或泌尿道脏器的外突。

(二)超声特征

(1)在声像图上，腹壁缺损常常位于脐根部右侧。缺口一般较小，而脐根部结构显示正常。

(2)由于腹壁表层缺损，突出的内脏表面无膜覆盖。突出的脏器多为肠管，可多可少。突出的肠管漂浮在羊水中，故肠管壁增厚，管腔有轻度扩张改变。若大量肠管外突，胎儿腹围将变小。

(3)当并发肠梗阻时，声像图显示腹腔内外的肠管均明显扩张。有时胃泡也显示有明显的扩张，羊水出现增多改变。当扩张的肠管突然消失时，提示有发生肠穿孔的可能。腹腔内肠管穿孔的声像图表现与胎粪性腹膜炎相似。

腹壁表层缺损，突出的内脏表面无膜覆盖，腹壁缺损常常位于脐根部的右侧，脐根部结构显示正常。

三、膀胱外翻或泄殖腔外翻

膀胱外翻和泄殖腔外翻是由于胚胎时期下腹尾部包卷异常而形成的一组畸形。膀胱外翻是指膀胱前壁缺如，膀胱后壁暴露在外。泄殖腔外翻则更为复杂，由于尿直肠隔发育障碍，泄殖腔未能分隔成肛直肠管和尿生殖窦，累及泌尿道和肠道两个系统的异常。

(一)病理

在胚胎4～7周(妊娠6～9周)时，尿直肠隔逐步下降将泄殖腔分隔为肛直肠管和尿生殖窦。与此同时，位于前方的泄殖腔膜也渐渐退缩至会阴部，泄殖腔膜上方双侧的中胚层嵴在中线处融合成生殖结节，随泄殖腔膜下降。如果泄殖腔膜不向会阴部退缩，双侧的中胚层嵴就只能在其下方融合，泄殖腔膜就成了膀胱前壁。孕9周时，泄殖腔膜消失，造成膀胱后壁外露，膀胱外翻。如果泄殖腔膜在尿直肠隔分隔泄殖腔为肛直肠管和尿生殖窦之前消失，就使膀胱和直肠均暴露在外，造成泄殖腔外翻。

膀胱外翻除了膀胱后壁翻出外，还有耻骨联合分离、脐孔低、男性睾丸不完全下降、阴茎短小及尿道裂。女性胎儿则有阴蒂裂。泄殖腔外翻时，外翻的组织中间为肠内壁，而双侧为膀胱内壁，并各有1个输尿管开口。

(二)超声特征

膀胱外翻的声像图主要表现是下腹壁显示软组织包块，无正常膀胱显示。由于腹壁缺损不会很大，故易漏诊，或误认为翻出的膀胱是生殖器。有人提出，凡经多次超声检查未见膀胱显示而羊水量又正常者，都应考虑膀胱外翻的可能。

泄殖腔外翻的特征性表现为下腹壁缺损和下腹壁软组织包块、回肠脱垂、无膀胱、耻骨分离和生殖器畸形。

第八节　消化道畸形

一、正常声像表现

在腹部横切面(腹围平面)上，左侧的胃泡显而易见，脾脏位于胃泡的左后方(不易观察到)，肝脏位于上腹部偏右侧。在这一平面上，还能显示脐静脉肝段。做进一步追踪扫查可显示其向下与脐静脉相连，向上再分出两支。其中，一支转向右肝叶，为门静脉右支；另一支向上向后行走为静脉导管，然后连于下腔静脉，最后汇入右心房。再稍向下移动探头，于右肝叶下方、门静脉左支的右侧见到胆囊回声区。胆囊呈椭圆形，无回声结构。胆囊径线可有变化，完全排空时则不能显示。

早期肠管声像图表现为回声稍增强的不规则区域，其边界不清。在妊娠 20 周后，可以鉴别小肠和结肠回声，结肠的声像图特点是呈连续的管状结构，它位于小肠外侧，靠近腹壁且回声较低，越近足月结肠的横径也越宽。

二、食管闭锁

(一)病理

食管闭锁是指食管的某个部分缺如，大部分病例(90%以上)都伴有消化道、呼吸道瘘。食管和气管均起源于原始咽腔的同一憩室。憩室腔内长出食管，气管隔将其分为前方的食管和后方的气管。如果气管食管隔产生时偏向后方，或在食管发生早期上皮细胞迅速增殖，管腔一度阻塞，即可造成食管闭锁或气管食管瘘。

常见的食管闭锁和(或)气管食管瘘有以下几种类型：①单纯食管闭锁；②食管闭锁、气管与近端食管形成瘘管；③食管闭锁、气管与远端食管形成瘘管；④食管闭锁、食管近端与远端均与气管形成瘘管；⑤气管食管瘘而无食管闭锁。其中，以类型③最为常见。

50%～70%的食管闭锁合并其他部位畸形，包括消化道其他部位畸形和心脏、泌尿道、肌肉骨骼系统、中枢神经系统和面部等的畸形。其中，最常见的是小肠系膜旋转异常、肛门直肠闭锁、十二指肠闭锁和梅克尔憩室。房间隔、室间隔缺损是最常见的心脏畸形。

食管闭锁的预后与 3 个因素有关，即有无合并其他部位的先天性畸形、有无呼吸道并发症、分娩时的孕周及体重。足月分娩无其他异常及并发症、及时手术者几乎都能存活。早产低体重儿及合并畸形、并发症儿预后较差。

(二)超声特征

(1)单纯食管闭锁的典型声像图表现为反复超声检查无胃泡显示和羊水过多。羊水过多是由于食管闭锁后胎儿不能吞咽羊水、羊水回流障碍所致。

(2)即使声像图上有胃泡显示，也不表示可排除食管闭锁。因为相当一部分病例存在气管食管瘘，如前面提到的类型③。

(3)很少能在 24 周前诊断食管闭锁，可能 24 周前胎儿吞咽羊水的量只占羊水回流的极少部分，不足以形成羊水过多。

(4)食管闭锁如合并其他畸形，声像图上能见到相应的异常改变。

(三)鉴别诊断

由于食管闭锁声像图所显示的是一种间接征象，超声无法直接观察到食管闭锁的确切部位，因此，凡是可造成胃泡不显示、合并羊水过多的现象，都应予以鉴别。

可引起胃泡不显示的情况，诸如膈疝，面部畸形如唇裂、腭裂，口腔寄生胎，中枢神经系统功能紊乱和吞咽障碍，各种原因引起的羊水过少使胎儿无羊水可吞咽，胎儿窘迫使胎儿停止吞咽羊水，正常胎儿胃排空时一过性胃泡不显示。

三、十二指肠狭窄或闭锁

十二指肠狭窄或十二指肠闭锁是一种最常见的小肠梗阻。发生率约为 1：5000 妊娠，1：10000 活产。

(一)病理

胚胎第 5 周时，原始十二指肠上皮细胞迅速增生，曾一度阻塞管腔。第 11 周时肠腔重建，十二指肠再度通畅。多数十二指肠狭窄或闭锁发生在胚胎第 11 周，肠腔重建受障碍。少数可能是由于肠道血管梗死造成肠道发育障碍。这类病例往往累及多段小肠，如十二指肠、空肠、回肠。环状胰的压迫或肠扭转也可导致继发性十二指肠狭窄。

病理上，肠道闭锁的类型有 4 种：①肠管腔内一个或多个隔；②肠管盲端远端为一纤维条索；③闭锁的近端及远端肠管完全脱离；④大段肠管腔闭锁。十二指肠闭锁的类型多为Ⅰ型，即管腔内产生横隔。

(二)超声特征

(1)诊断要点是声像图显示十二指肠球状扩张及胃泡明显扩张，呈“双泡征”。狭窄或闭锁部位上方的十二指肠呈扩张状态，胎儿吞咽羊水后积聚在此。

(2)若仔细观察，扩张的胃泡及十二指肠之间有一长条形囊状结构相连，即幽门管扩张。

(3)几乎每例患儿都可出现羊水过多。

(4)合并其他畸形时出现相应的超声表现。

(三)鉴别诊断

值得注意的是，“双泡征”并非十二指肠狭窄或闭锁的特有征象，而是十二指肠梗阻的典型表现。引起十二指肠梗阻的主要疾病为十二指肠狭窄、十二指肠闭锁、环状胰腺、肠扭转不良、十二指肠前门静脉等。“双泡征”中十二指肠是否大于胃泡主要取决于十二指肠闭锁的位置。

四、小肠梗阻

(一)病理

肠梗阻可以为原发性(肠闭锁或肠狭窄)也可以为继发性(肠扭转或肠套叠)。小肠梗阻的发生率约为 1：5000 活产，结肠梗阻的发生率约为 1：20000 活产。小肠梗阻中梗阻部位在近端空肠占 31%，远端空肠占 20%，近端回肠占 13%，远端回肠占 36%。

小肠闭锁的原因多数是血管异常造成血供障碍、肠扭转和肠套叠。病理上，小肠闭锁明显多于小肠狭窄，而且往往是多发性的。常见的类型有 4 种：①肠腔内一个或多个横膈；②肠管盲端之后连接一纤维条索；③病变肠管盲端与远端肠管完全脱离断开；④广泛小肠闭锁。

(二)超声特征

(1)本病声像图上显示多个扩张的肠襻无回声区。梗阻部位越高，声像图表现越早。

(2)羊水过多也是肠梗阻的表现之一，梗阻部位越高，羊水过多就出现越早，也越为明显。低位肠梗阻者羊水量往往正常。

(3)通常超声较难鉴别肠梗阻的原因，如肠管狭窄、闭锁或扭转、套叠。

(4)一旦肠管穿孔，扩张的肠管可突然消失，继之出现胎粪性腹膜炎的声像图表现。

五、结肠梗阻

结肠闭锁或狭窄相对少见，占所有肠闭锁的5%～10%。临床上都表现为低位肠梗阻。

(一)病理

结肠闭锁或狭窄的病因与小肠闭锁相似，主要是血管意外，如肠扭转等引起血管梗死。

肛门闭锁可以是单纯性的，然而70%的病例肛门闭锁可以是一组复合畸形中的一个表现，如VACTERL综合征，包括椎体异常、肛门直肠闭锁、心血管畸形、气管食管瘘、肾脏异常及肢体畸形。肛门闭锁也可合并染色体异常如21-三体综合征、18-三体综合征。

先天性巨结肠为结肠内壁肌层中副交感神经节缺乏，一般累及乙状结肠及直肠，偶尔累及盲肠。为性连锁遗传或常染色体显性遗传。先天性巨结肠引起肠梗阻是功能性肠梗阻，受累的肠段无神经节，也就无肠蠕动、肠管扩张。胎儿表现为胎粪延迟排出，继之便秘及腹胀。

(二)超声特征

结肠闭锁的声像图特点是在晚期妊娠见到扩张的结肠回声，羊水量往往正常。

多数单纯肛门闭锁无明显声像图异常。

先天性巨结肠有时也能在下腹部见到扩张的结肠回声区，一般也不会出现羊水过多。因此，不易在产前做出诊断。

六、胎粪性腹膜炎

胎粪性腹膜炎是指胎儿宫内肠穿孔造成的腹膜炎。发生率约为1∶30000活产。

(一)病理

任何原因引起的肠梗阻，一旦发生穿孔即可形成胎粪性腹膜炎。

肠穿孔后胎粪进入腹腔，肠道内的消化酶刺激腹膜引起化学性腹膜炎和腹水的渗出。数天后部分病变表现为纤维粘连，腹腔内形成一稠密的包块，内部钙化，最终封闭了穿孔处，另一部分病例则表现为腹腔内形成一包裹性积液，四周围绕肠曲。这种情况表明肠穿孔的局部往往没有被封闭，胎粪持续外流至包裹性积液内。宫内期间由于胎粪是无菌的，因此，腹膜炎属无细菌性感染。

胎粪性腹膜炎的预后是较差的，新生儿死亡率高达60%。

(二)超声特征

(1)如果胎粪性腹膜炎由肠闭锁穿孔引起，则穿孔前可显示典型的肠梗阻声像图表现。如肠管扩张、肠蠕动活跃等。一旦穿孔，则原先扩张的肠管消失或部分消失，腹腔内出现游离液体暗区。

(2)非肠梗阻穿孔所至的胎粪性腹膜炎，有时也能出现腹水。以后，腹水暗区内出现细小密集光点及条索状光带(粘连带)，且与周围肠管、大网膜粘连在一起形成一不规则强回声包块，内部可出现钙化灶回声。

(3)另一种情况是游离腹水逐步形成包裹性积液。同时，在盆腔内、肠曲表面、肝脏表面，甚至是膈肌表面都可有散在钙化斑点显示。

(三)鉴别诊断

1.肠管强回声

所谓肠管强回声，是指肠管内的胎粪呈强回声，不存在肠穿孔情况。肠管强回声可见于中期妊娠胎儿的小肠及足月妊娠胎儿的结肠。肠管强回声一般不出现腹水，而胎粪性腹膜炎常能见到腹水暗区。

2.腹腔内钙化点

除了胎粪性腹膜炎腹腔内可出现钙化点、钙化灶外，其他情况有时也能出现此表现，如胎儿胆囊结石、胎儿宫内感染等。胆囊结石表现为胆囊内一个或数个强回声团块或光点，其下伴声影。胎儿宫内感染声像图表现也酷似胎粪性腹膜炎，如有腹水和腹腔钙化点等。但是，通常其腹水量相对较少。有时宫内感染还能见到颅内钙化点、脑室扩张等情况。

3.腹腔内其他囊性包块

腹腔内其他囊性包块，如充满胆汁的胆囊、肾脏和肾上腺来源的囊肿、肠系膜囊肿、卵巢囊肿等。这些囊肿一般囊壁光滑清晰，形态呈圆形或椭圆形，内部透声性较好。而胎粪性腹膜炎形成的假性囊肿，边界不清、欠规则，液较稠厚，内见点状回声。

4.腹腔内实质性包块

如腹腔内畸胎瘤、血管瘤和肝胚细胞瘤等，可呈回声增强包块，其内可有钙化灶。但是，这些肿瘤一般无腹水，形态也相对较规则。

七、持续性右脐静脉

持续性右脐静脉只是一种解剖结构变异而不是胎儿畸形，是指本来应该退化的右脐静脉没有退化，而本来不应该退化的左脐静脉却退化了。

(一)病理

胚胎4周末，脐静脉有左、右两条，并直接与静脉窦相连。以后脐静脉与肝血窦吻合，便失去了与静脉窦的连接。胎儿肝脏的发育增长使右肝内的脐静脉纠缠、打结，最终退化。但是，左脐静脉并不退化，集中了所有从胎盘回流至胎儿的静脉血。当左脐静脉与门静脉左支相连进入肝脏后，一部分血液经门脉右支进入右肝，大部分血液经静脉导管直接回流入下腔静脉及右心房。

如果右脐静脉不退化，反而左脐静脉退化了，此时，右脐静脉进入肝脏后经吻合支再进入左肝叶。它还直接与静脉导管相连，这样就形成了持续性右脐静脉。造成这一过程的原因尚不清楚。极少数右脐静脉还可越过肝脏直接与下腔静脉或右心房相连，引起血流动力学异常。

(二)超声特征

(1)腹部横切面上显示胃泡及脐静脉后，略微调整探头方向以显示脐静脉转向胎体左侧，胃泡、胆囊均位于脐静脉左侧；正常情况下脐静脉应转向胎体右侧，胆囊应位于脐静脉的右侧，胃泡位于脐静脉左侧。符合上述声像图改变者，可诊断为持续性右脐静脉。

(2)绝大部分不合并胎儿畸形，仅少数可能会合并胎儿畸形，如脑积水、单脐动脉、房间隔缺损、室间隔缺损、主动脉缩窄、气管食管瘘、尿道下裂、肾移位等。

(3)如果右脐静脉直接与下腔静脉或右心房，甚至髂静脉相连，声像图上就不能显示脐静脉在肝内与静脉导管相连，这样静脉导管根本就是缺如。仔细跟踪脐静脉，能发现异常的连接部位，彩超可帮助诊断。这种情况往往可合并多发性畸形，如房室通道、心律失常、单脐动脉、肾盂积水、肾缺如、脉络膜囊肿、腔积液、牛椎体、指/趾异常等，甚至是染色体畸形。

第九节　泌尿系统畸形

一、正常声像图

泌尿系统包括双侧肾脏、输尿管、膀胱和尿道。

超声最早可以在妊娠 11 周观察到胎儿肾脏，而经腹部超声约在妊娠 14 周才能显示肾脏回声。肾脏位于背部脊柱两侧，稍低于腹围平面，左肾略高于右肾。早期肾脏回声较低，肾脏大小随孕周的增加而增大。

正常情况下，声像图上输尿管不能被显示。

膀胱最早在妊娠 11 周获得显示，膀胱位于下腹部盆腔内，随着充盈和排空，声像图上膀胱大小可行变化。

二、肾缺如

肾缺如有双侧肾缺如和单侧肾缺如。由于单侧肾缺如不影响胎儿生长发育、泌尿道功能，羊水量正常，故产后也能正常生存。双侧肾缺如的发生率为 0.36%～0.1%。

(一)病理

肾缺如是肾脏及输尿管均不发育；只是缺少肾脏而输尿管存在，称为肾发育不全。双侧肾缺如可以是单发性的病变，也可以是属于某些综合征中的一个病理改变，如 X 连锁遗传或常染色体显性遗传。

胚胎时期，原始肾脏有前肾、中肾和后肾。发育过程中，由于中肾管未长出输尿管芽，从而不能诱导后生原基，使其分化为后肾，导致一侧或两侧肾脏缺如。

约 14%的双肾缺如可合并心血管畸形，如法洛四联症、室间隔缺损、房间隔缺损、左心发育不良、主动脉缩窄、大血管错位、主动脉发育不良。约 40%的双肾缺如合并肌肉骨骼系统异常，包括人鱼序列症、桡骨及腓骨缺如、脚趾畸形、骶骨发育不全；神经系统畸形，如脑积水、脊膜膨出、脑膨出、全前脑、无脑儿、小头畸形；消化道畸形，如十二指肠闭锁、无肛、气管食管瘘、肠旋转异常、脐膨出等。

严重羊水过少甚至无羊水，可造成肺发育不良；面部受挤压出现特殊面容，如耳部位低、皮肤过多、双眼内眦间皮肤褶皱、鹦鹉鼻和下巴退缩；肢体受挤压出现肢体畸形等。

(二)超声特征

双侧肾缺如在声像图上有以下三大特点，缺一不可。

1. 膀胱不显示

前面提到最早妊娠 11 周、多数 13 周超声就能观察到胎儿膀胱。但是，当声像图未见膀胱回声时，必须先考虑膀胱排空的可能。所以，应间隔半小时后再重复超声检查。

2. 未见双侧肾脏

反复超声检查若仍不见膀胱图像，方可提示双肾无功能或双肾缺如。胎儿肾脏最早在妊娠 11 周观察到，一般 12 周后超声均能显示肾脏图像。如果超过这个时期肾脏仍然不能显示，就应引起检查者高度重视。彩超检查腹主动脉冠状切面不显示双侧肾动脉血流图像。

3. 羊水过少

通常，双侧肾缺如的病例，一定存在羊水过少(自孕中期起)。声像图扫查双侧肾窝无肾脏回声，肾上腺形态及位置出现改变，呈长条状且与脊柱平行。此外，单侧肾缺如时，声像图在脊柱一侧见到肾脏而另一侧则缺如，膀胱可以正常充盈，羊水量也无异常。彩超检查肾缺如侧的肾动脉缺失。

如果合并其他畸形，超声也能见到相应的改变。

(三)鉴别诊断

(1)膀胱不显示，可见于：①膀胱刚刚排空。②胎儿型多囊肾。双肾对称性增大，回声增强。③膀胱外翻。腹壁缺损，肾脏和羊水量显示正常。

(2)肾脏不显示：异位肾，肾脏及羊水量正常。

(3)羊水过少，可见于：①胎膜早破。肾脏回声及羊水量正常。②严重的胎儿宫内发育迟缓(IUGR)。肾脏正常或相应减小。③双侧输尿管闭锁。见输尿管扩张、尿道闭锁则显示膀胱扩张。

三、肾脏囊性疾病

肾脏囊性疾病种类较多，最基本有两大类，即梗阻和遗传。目前，大多采用 Potter 分类法。

Ⅰ型：常染色体隐性遗传性多囊肾(胎儿型多囊肾)。

Ⅱ型：多囊性发育不良肾。

Ⅲ型：常染色体显性遗传性多囊肾(成人型多囊肾)。

Ⅳ型：梗阻性囊性发育不良肾。

(一)胎儿型多囊肾

1. 病理

胎儿型多囊肾是常染色体隐性遗传性多囊肾，先天畸形，一般不合并其他部位的畸形。病因是原发性集合管缺陷。肾盂、肾盏及肾乳头均无异常，肾单位数目及发育、输尿管、膀胱、尿道正常。病变总是累及双侧肾脏，呈对称性。肾脏极度增大，但仍保持正常肾脏椭圆形；双肾集合管扩张成 1～2mm 的囊性结构，而无梗阻现象。镜下，肾实质内占满了大量的囊泡，受累肾实质百分比可有所不同。这类病例有时还能有肝内胆管增生及肝脏纤维化改变，肾脏病变的严重程度与肝脏的严重程度呈反比。

根据临床上出现症状的时间，胎儿型多囊肾又分为以下 4 组。

(1)胎儿期：最早可发生在妊娠 48～50d；表现为双肾极度增大，90%的肾实质受累，产后胎儿马上死亡。

(2)新生儿期：于产后 1 个月内出现症状，这些病变的肾脏不是很大，病变累及 60%的肾实质，患儿常在 1 年内死亡。

(3)婴儿期：产后3～6个月，20%的肾实质受累，同时还会有中度肝脏纤维化及肝脾肿大。以后发展为慢性肾功能衰竭、高血压及门静脉高压。

(4)幼年期：于1～5岁发病。肾脏病变较轻或无明显肾脏变化，但肝脏纤维化非常明显。

胎儿期发病的预后极差，往往死胎死产或产后死亡。死因多是严重肾功能衰竭或肺发育不良。新生儿期发病及婴儿期发病者也往往出现严重肾功能衰竭，死于产后数月或数年。幼年期发病的患者由于肾脏本身病变较轻，常可存活至成年。

2. 超声特征

(1)典型的胎儿型多囊肾声像图表现为双侧肾脏形态增大，可为正常的3～10倍。患儿肾脏可以巨大，占满整个腹腔，故腹围明显增大。

(2)伴肾实质回声增强(大量的囊性结构造成丰富的界面反射所致)。

(3)羊水过少及膀胱不显示。

(4)彩色多普勒显示肾动脉阻力指数高于正常。

由于不同病例、不同孕周所表现出的肾脏异常改变存有很大差异，即使是胎儿期发病者，也只有那些很严重的病例才能在24周前做出诊断。有些要到晚期妊娠才出现典型声像图，有些产前超声始终显示为正常声像图。若常规超声检查显示肾脏纵径大多正常，回声增强，应高度警惕胎儿型多囊肾。

胎儿型多囊肾一般不合并其他部位的畸形。那些肾脏病变相对较轻的病例可能会出现肝脏内囊性结构、肝内胆管增生和继发性门静脉高压。

3. 鉴别诊断

本病主要需与成人型多囊肾相鉴别，后者可有家族史，也表现为肾脏体积增大、回声增强。但是，程度不如胎儿型多囊肾，一般不出现巨肾。并且，双侧肾脏大小可以不对称，且大多数患儿的羊水量正常。

(二)成人型多囊肾

1. 病理

成人型多囊肾，也称PotterⅢ型，是一种常染色体显性遗传性多囊肾，为肾实质内多个大小不等的囊肿。这些囊肿可以是扩张的集合管，也可以是肾脏内其他管道系统的扩张。

扩张的管道系统多位于壶腹部，但并未累及所有的集合管。肾脏内部既有病变结构，也含正常组织。本病双侧肾脏受累，肾脏径线增大，但可不对称。若表现为单侧病变则多提示病情处在早期阶段。偶尔累及肝脏，但多不严重，表现为门脉周围纤维化。

多数病例在30岁之后才出现临床症状。

2. 超声特征

(1)双侧肾脏形态失常，增大，可对称，也可一侧。

(2)肾实质回声增强，肾区见多个大小不等的囊性结构，互不相通。

(3)可有肾盂积水、扩张。

(4)羊水量正常或减少。

(5)彩色多普勒显示双肾阻力指数增高。

3. 鉴别诊断

本病与胎儿型多囊肾都表现为肾脏增大、回声增强，但胎儿型多囊肾病变常呈双侧对称且无较大的囊肿；重者双肾巨大，膀胱空虚，羊水极少或无羊水显示。

肾实质回声增强，肾区多个互不相通的囊性结构。

(三)多囊性发育不良肾

1. 病理

多囊性发育不良肾也称 Potter Ⅱ型，是一种较常见的先天性肾脏疾患，表现为集合管炎样扩张。病变可以为双侧性、单侧性或仅局限于肾脏的某一部分。双侧多囊泡肾发病率约为1∶10000。

多囊性发育不良肾常为散发性，少有家族史，但可发生在一些综合征中。这些综合征包括常染色体隐性遗传病和常染色体显性遗传综合征。

由于早期输尿管完全闭锁，肾单位诱导停止，集合小管分化受损，致使几乎无正常肾单位发育，集合管末端随意发育成异常的囊泡。囊泡多终止于集合管，并位于肾脏的中央，周围是结缔组织。双侧病变时左、右肾脏也可表现为大小不一，并出现羊水过少。

多囊性发育不良肾可合并心血管畸形及中枢神经系统畸形(如无脑儿、脑积水、枕骨裂、露脑畸形、脊柱裂)、膈疝、腭裂、十二指肠狭窄、气管食管瘘、无肛、桡骨拇指缺损和畸形等。

2. 超声特征

(1)肾脏增大失去正常的椭圆形，严重者肾脏占满整个腹腔。肾区内见大小不等的圆形囊泡，互不相通。病变可累及单侧或双侧肾脏，双侧受累时，左右肾脏的大小可以不等大。

(2)为单侧肾脏受累或肾脏不完全受累时，羊水可正常；如果双侧肾脏受累合并肾功能衰竭时，膀胱因空虚而不显示，同时出现羊水过少。

(3)彩色多普勒显示肾内动脉分支紊乱，主肾动脉显示不清，动脉频谱为高阻力型。

(4)合并其他畸形时，出现相应的声像图表现。

3. 鉴别诊断

(1)肾盂、肾盏积水：肾盂、肾盏积水尤其是肾盏明显积水时，也表现为肾脏多个囊泡暗区结构。但声像图可显示肾脏有皮质回声，囊泡暗区与扩张的肾盂相通。如果梗阻部位较低，还能见到输尿管扩张。

(2)多囊泡肾或肾囊肿：多囊泡肾易与成人型多囊肾或多发性肾囊肿相混淆。这类病变之间的鉴别较为困难。

(3)小肠梗阻：当巨大多囊泡肾占满整个腹腔且有多个囊腔显示时，声像图表现可与小肠梗阻肠管扩张相混淆。但移动或改变扫描方向时，小肠梗阻显示的囊腔相互贯通，而多囊泡肾的囊腔则互不相通。

四、肾积水

肾积水是由泌尿道梗阻性病变和非梗阻性病变引起的肾盏扩张，是最常见的先天性肾脏畸形，约占54.7%。

1. 病理

肾盂输尿管连接部梗阻、膀胱输尿管返流、后尿道瓣膜以及重复肾的梗阻是肾盂扩张的最常见原因。正常胎儿肾盂容量为1mL以内，肾积水发生时，尿液排出受阻，肾盂蠕动增强，肾盂肌肉发生代偿性增厚，如梗阻进一步加重，则出现失代偿，肾盂、肾盏积水明显，肾皮质变薄，肾脏功能受损。

2. 超声特征

(1)在声像图上，肾盂输尿管连接部狭窄首先见到的是肾盂扩张，可以是单侧，也可以是双侧。判断方法是在肾脏横切面上测量肾盂前、后径，凡＜5mm 为正常；5～10mm 者为可疑，需做超声随访；≥10mm 为肾盂扩张。

(2)肾盏呈一个个液性暗区围绕在肾盂周边，与肾盂相通，声像图呈花瓣状。严重的肾盂、肾盏扩张者，肾盏可变得较为平坦。

(3)一般地说，肾盂、肾盏扩张者的声像图仍能见到肾皮质回声。然而，严重狭窄者因肾盂肾盏极度扩张，声像图可显示为单个巨大囊腔，肾皮质薄。

(4)单侧病变时膀胱正常充盈，且羊水量正常。双侧病变时羊水量视狭窄严重程度而定。如羊水正常，则可能为暂时性或不完全性梗阻。若双侧严重狭窄而羊水量仍正常者，就应怀疑胎儿是否合并某些导致羊水过多的病变存在，如消化道梗阻、膈疝等。

3. 鉴别诊断

肾盂、肾盏扩张尤其是肾盏扩张，呈多个囊泡样声像图时，需与多囊性发育不良肾相鉴别。多囊性发育不良肾的声像图特点是肾脏体积往往较大，失去正常肾脏形态，且各囊泡间互不相通。

五、重复肾

1. 病理

重复肾是指肾、输尿管重复畸形，即肾被膜内有两个肾段、两套集合系统。发生率为 0.4%～4%。

重复肾形成是由于胚胎时期输尿管芽顶部分化即将完成时，主干出现分裂所致。重复肾的外观为一体，体积一般大于正常肾脏。其内的上肾段发育近似下肾段，两肾实质相连，各自有肾盂、肾盏及输尿管。上肾段只有一个大肾盏，多伴有肾发育不良或肾积水，上肾段输尿管与膀胱连接部位很低；下肾段至少有 3 个肾盂，下肾段输尿管与膀胱连接正常。重复肾的血供来源于一个肾动脉，主干进入下肾段，上肾段血管极少。

2. 超声特征

(1)肾盂扩张：多为上肾盂扩张，下肾盂大小正常，两个肾盂互不相通。

(2)输尿管扩张：下腹部输尿管迂曲扩张。

(3)输尿管囊肿：表现为一球状囊泡，位于膀胱后方并突向膀胱，其大小可随排尿的节律性变化而不同。

3. 鉴别诊断

(1)非重复性肾盂扩张：应明确肾内肾盂及输尿管数目，扩张的肾盂位于肾脏的上方且是中央。

(2)输尿管原位囊肿：鉴别要点在于该病仅见一个肾脏、一套肾盂及输尿管。

第十节　水肿和浆膜腔积液

一、概况

引起胎儿水肿、浆膜腔积液的原因很多，其主要原因为母儿血型不合(包括ABO溶血和Rh血型不合等)所引起的免疫反应，胎儿心力衰竭使胎儿全身水肿和胸腔、腹腔及心包腔积液，胎盘增大、增厚，并常伴羊水过多。胎儿的心血管系统疾病、双胎妊娠、先天性肾脏畸形、病毒感染及其他不明原因，也可引起此病。

二、临床表现

孕妇的临床表现常不明显，多因合并羊水过多及畸形才被发现。

三、超声特征

1. 胎儿水肿

胎儿头皮与颅骨回声间距增宽，呈低回声带。胎儿横切面扫查，头皮与颅骨回声呈双环形。胎儿躯干、四肢的皮肤与皮下组织回声分离，呈双线样，其间为低回声带。

2. 胸腔积液

胎儿胸壁与肺之间及心脏周围可见无回声区，心脏轮廓及搏动更加清晰。合并腹腔积液时，膈肌呈中等回声带，胎儿胸径可增大。

3. 腹腔积液

胎儿腹腔内可见无回声区，肝脏及肠管等漂浮其中，显示清晰，可见肠管蠕动。充盈的膀胱圆形无回声区与腹水之间见膀胱壁呈中等回声带相隔，胎儿腹径增大。

4. 心包腔积液

胎儿心包的脏层及壁区增大；心脏舒张时，无回声区缩小。

四、鉴别诊断

1. 胎儿皮下脂肪增厚

胎儿皮下脂肪增厚时，也可显示皮肤与皮下组织回声分离，呈双样回声，易与胎儿水肿相混淆。前者常为巨大儿，胎儿各径线均增大，超声预测胎儿体重大于4千克，后者常合并胎儿胸腹腔积液、胎儿畸形或死胎。

2. 胎儿多囊肾、消化道闭锁

胎儿多囊肾、消化道闭锁均可见腹腔内有不正常无回声区，易与腹腔积液混淆。胎儿腹腔积液时，正常肠管在无回声区中漂浮，双肾正常。多囊肾时，肾脏增大，内部呈多个大小不等圆形无回声区。消化道闭锁时，在肠管分布区域显示大小不等、界限清晰的圆形或弯曲管状无回声区，其形态、大小可随肠蠕动发生变化。

3. 多囊肺

胸腔积液时，胸腔内可见无回声区位于正常肺的周边。而多囊肺时，正常肺内有多个大小不等的圆形、椭圆形无回声区。

4. 羊水过多

胎儿严重腹腔积液合并羊水过多时，巨大的腹腔内无回声区几乎占据整个宫腔，胎儿其他部分被挤到一边，易误诊为羊水过多。鉴别点在于当胎儿腹腔积液时，可见其肠管、肝脏在无回声区内漂浮。

第十一节　染色体异常的产前超声筛查

随着超声诊断技术在妇产科领域的应用，能够发现和确诊的胎儿异常越来越多，尤其是20世纪90年代初，B型超声用于产前筛选，使其在胎儿染色体异常的筛选中具有难以替代的作用。超声检查在妊娠期间可以观察到的染色体异常胚胎的表现也越来越多，分述如下。

一、胎儿颈部透明膜厚度

胎儿颈部透明膜在孕早期(11～14周)是介于颈项皮肤和脊柱外软组织之间的一层半透明组织。被认为是筛选唐氏综合征最有效的诊断指标。

测量时机：妊娠11～13+6周，或CRL为范围45～84mm。

测量方法：①选取标准测量平面：胎儿正中矢状面，包含胎头及胎胸部，颈部自然状态；②放大图像，使灵敏度达0.1mm；③正确区分胎儿皮肤和羊膜，测量颈椎以上软组织和皮肤的皮下半透明组织的最大厚度；④至少测3次，取NT最大值；⑤正常情况下，NT一般在孕中期消失(14孕周以上)。在孕中期这一部位习惯称颈项皱褶厚度。

二、胎儿顶臀长度

近端着丝粒染色体，如13号、21号染色体三体对脊柱发育影响不大，故对顶臀长度不甚影响。而亚中着丝粒染色体，如18号染色体三体可导致胎儿发育迟缓，顶臀长度较正常值小。所以，孕龄准确时，顶臀长度测量可能对18号染色体三体筛选有一定帮助，而对13号、21号染色体三体无价值。

三、胎头的形态

18号染色体三体多表现为草莓形头，13号染色体三体表现为小头畸形，且常合并前脑无裂畸形。柠檬头是胚胎脊柱裂的脑部表现，可能在孕早期先于脊柱裂征象出现。

四、胎儿颅内侧脑室脉络膜囊肿

脉络膜囊肿位于脉络丛内，呈圆形或椭圆形无回声区，直径为45mm，一般＜10mm。大多数在妊娠6孕周后自然消退。如果囊肿持续不消退，直径过大，会压迫侧脑室导致脑积水或脑发育不良。如果囊肿多发或＞1cm，要考虑18-三体和21-三体的可能性。

五、胎儿眼距增大或减小

胎儿眦指数=(内眦/外眦)×100。当眦指数≥38时，为眦指数过大，可见于13-三体、18-三体、21-三体；当眦指数＜20时，为眦指数过小，可见于前脑无裂畸形、并眼畸形、小头畸形，常常也是13-三体、21-三体的表现。

六、胎儿鼻骨发育异常

胎儿鼻骨缺失可见于21-三体。胎儿鼻翼增宽或缩小也可见于多种染色体异常。前脑无裂畸形、并眼畸形胎儿眼球过度融合，可表现为单鼻孔、象形鼻及鼻位置异常，鼻骨长度正常值约为 4mm。

七、胎儿两口角距离增大或减小

胎儿两口角之间距离与孕龄相关。口角距离增大比正常值高 2 个标准差时呈大嘴畸形，可见于多种染色体畸形，如 2 号染色体长臂复制、9 号染色体短臂复制。而口角距离减小，低于同孕龄正常胎儿的 65%，也常是染色体异常及遗传综合征的临床表现。

八、胎儿下颌骨发育畸形

超声检查可以清楚显示马蹄形下颌骨。小下颌畸形胎儿下颌骨前后径、左右径减小，明显低于同孕龄正常胎儿。下颌指数=(下颌骨前后径/双顶径)×100。小下颌畸形下颌指数＜21，常是 18-三体、21-三体的临床表现。

九、胎儿内脏结构异常

心室内强回声光点、食管或十二指肠闭锁、脐疝、轻度肾盂积水、多囊肾、肾畸形常有染色体异常。21-三体胎儿的肠道强回声近似骨骼回声，其出现频率远高于同胎龄正常胎儿。正常胎儿心室内强光点的发生率为 2%～5%，肾盂分离(≥4mm)的发生率为 2%，肠道内强回声的发生率为 0.6%。21-三体胎儿出现心室内强回声光点发生率为 16%～30%，13-三体胎儿出现心室内强回声光点发生率为 39%。

十、胎儿四肢异常

(1)18-三体胎儿腕关节特征性改变为屈曲位，伸展受限，四个手指不在同一个平面，中指位置最低。

(2)胎儿四肢骨骼在染色体异常时可表现为比值异常。据此对胎儿染色体异常进行产前筛选。以下几个指标有助于染色体异常的筛选：①BPD/AFL＞1.8；AFL 足长比值＜0.85。本项指标常用且预测意义较大。②AHL/EHL＜0.90。AHL 为肱骨长实测值，EHL 为肱骨长期望值。胎儿肱骨长期望值(EHL)=7.9404 +0.8492×BPD(mm)。③AFL/EFL≤0.91。AFL 为股骨长实测值，EFL 为股骨长期望值。胎儿股骨长期望值(EFL)=-9.3105+0.9028×BPD(mm)。该指标较常用。产前超声检查对于发现胎儿染色体异常具有一定临床意义，但仅仅依靠超声表现难以定论。

第六章　头颈部影像学检查

五官与颈部结构复杂，包括眼、耳、鼻窦、口咽、喉部、涎腺、颌面、甲状腺和甲状旁腺等器官，具有重要的生理功能。五官与颈部常见疾病有先天性畸形、炎症、肿瘤等，影像学检查的目的在于确定病变及其部位、大小和范围，并做出定性诊断。

影像学检查方法包括 X 线检查、造影检查、CT、MRI 和 USG 等，不同器官和不同病变应选择不同的检查方法。X 线平片可显示含气空腔和骨质病变，对软组织病变的显示不佳。USG、CT 和 MRI 均易于发现软组织病变，MRI 尚可明确病变与邻近血管的关系和早期骨髓受累情况，但对骨质病变和钙化的探测不敏感。

第一节　眼和眼眶疾病

一、先天性病变

(一)先天性无眼球

先天性无眼球罕见，在 B 超、CT 和 MRI 上显示为原始组织，无眼球形态。

(二)先天性小眼球

先天性小眼球是眼球发育停滞所致，一般分为 3 种类型：单纯性小眼球、缺损性小眼球、并发性小眼球。单纯性小眼球在 CT 或 MRI 上显示眼球小，前房浅，其他正常。缺损性小眼球常为双侧性，表现为眼球后壁锥形或漏斗状膨出，常伴有球后囊肿。并发性小眼球常伴有各种不同的先天异常，如永存原始玻璃体增生症。

(三)先天性巨眼球

先天性巨眼球主要见于先天性青光眼。继发性大眼球主要见于轴性近视或青光眼，可见于神经纤维瘤病。

(四)永存原始玻璃体增生症

1. 病因病理

永存原始玻璃体增生症为胚胎原始玻璃体动脉(供应晶状体和视网膜)退化不全所致。由残留血管和结缔组织增生组成的膜状结构自视盘下内方开始向前延伸至晶状体后，有的可仅有前段或后段残留。

2. 临床表现

患者常伴有先天性白内障，临床表现为白瞳症(俗称“猫眼”)、晶状体浑浊、视网膜脱离和玻璃体积血，多为单眼患病，少数双眼发病。

3. 影像学表现

(1)CT：患侧小眼球；整个玻璃体密度高；若玻璃体内出血则形成模糊片状更高密度影，但无钙化；晶体后可见管形或锥形较高密度肿块影，增强后强化；玻璃体腔可见液平面。

(2)MRI：T_1WI 玻璃体内为高信号和 T_2WI 低信号(同正常玻璃体信号相比)，晶体后方可见肿块影。晶状体变小和不规则。

(五)神经纤维瘤病

1. 病因病理

神经纤维瘤病为外胚层和中胚层发育异常，累及皮肤、骨骼和中枢神经系统的病变，具有遗传倾向。患者常伴有颅内胶质瘤、脑膜瘤和视神经胶质瘤、视神经鞘脑膜瘤等，可见眼睑和眶部大小不一的蔓状咖啡色神经纤维瘤，瘤组织侵及部位广泛，可累及眶周颞肌以及面部肌肉等。

2. 临床表现

本病可表现为眼睑象皮肿或上睑下垂、眼球突出、眼外肌麻痹等。

3. 影像学表现

(1)X 线：主要为一侧眼眶扩大、蝶骨大翼骨质缺损。大脑颞叶、脑膜、脑脊液等通过眶壁骨缺损疝入眼眶内导致内容物增多，是眼眶扩大的常见原因。

(2)CT：①丛状神经纤维瘤表现为边界不清、形状不规则的软组织肿块，增强后肿瘤明显强化；②眶骨发育不全常表现为蝶骨大翼和蝶骨小翼骨质缺损、眼眶扩大等，眶骨骨质缺损严重者则可继发脑膜膨出或脑膜脑膨出伴眼球突出；③眼眶内肿瘤：神经纤维瘤病最常伴发的眼眶肿瘤有视神经胶质瘤、脑膜瘤、神经鞘瘤、神经纤维瘤等；④眼球内积水表现为巨眼球。

(3)MRI：神经纤维瘤病表现为较长 T_1、较长 T_2 信号，增强后明显强化。

4. 诊断与鉴别诊断

(1)诊断依据：①皮肤有典型的咖啡斑及(或)神经纤维瘤；②眼睑及颞部有不规则软组织肿瘤；③眶骨骨质缺损并可继发脑膜膨出或脑膜脑膨出；④伴有视神经胶质瘤、脑膜瘤或神经鞘瘤。

(2)鉴别诊断：单发的丛状神经纤维瘤在影像上需与毛细血管瘤或淋巴管瘤鉴别，典型的皮肤色素斑或皮肤神经纤维瘤有助于鉴别诊断。

二、眼眶炎症

(一)眼眶蜂窝组织炎和脓肿

1. 病因病理

眼眶蜂窝组织炎和脓肿是发生于眶内软组织或骨膜下的急性化脓性炎症。眼眶蜂窝组织炎大多继发于鼻窦炎，常见眶内侧肌锥外肿胀增厚，继后可形成眶骨膜下脓肿。

2. 临床表现

炎症初期表现为发热、疼痛、水肿，继而发生眼球突出、眼球运动障碍、视盘水肿、充血，晚期可发生视盘萎缩。

3. 影像学表现

(1)CT：表现为眼睑软组织肿胀，边界不清，眼外肌肿胀肥厚，眶内低密度脂肪为软组织密度取代，病变与眼外肌等密度或低密度。眶内骨膜下脓肿表现为紧贴眶壁半月形隆起，CT 与眼外肌密度相比呈低密度，密度不均匀；脓肿壁明显强化，脓液无强化。

(2)MRI：炎症部位 T_1WI 低信号，T_2WI 高信号，增强后病变明显不均质强化。脓液坏死区 T_1WI 更低信号，T_2WI 更高信号；增强后仅脓肿壁强化。

4. 诊断和鉴别诊断

根据临床表现和影像学表现不难诊断该病。骨膜下脓肿需与骨膜下血肿鉴别，主要根据病史，骨膜下血肿多伴有骨折，早期血肿呈高密度，晚期呈混杂或低密度；MRI 骨膜下血肿急性期呈等低 T_2WI 信号，亚急性期呈高 T_1WI 和 T_2WI 信号。

（二）炎性假瘤

1. 病因病理

眼眶炎性假瘤或称特发性眶部炎症，目前认为炎性假瘤是一种免疫反应性疾病。表现为急性、亚急性或慢性，可单侧或双侧交替发生。急性期主要为水肿和轻度炎性浸润；亚急性和慢性期纤维血管增生，病变逐渐纤维化。病变可局部发生，但常多部位发生，包括肌炎、泪腺炎、巩膜周围炎、视神经鞘炎，多伴有脂肪炎性浸润。

2. 临床表现

急性炎性假瘤一般发作急，可有眼周不适或疼痛、眼球转动受限、眼球突出、球结膜充血水肿、眼睑红肿、视力下降等；亚急性病例的症状和体征可于数周至数月内慢慢发生；慢性病例的症状和体征可持续数月或数年。该病激素治疗有效，但易复发。

3. 影像学表现

（1）超声：增厚的球壁、增粗的视神经和眼直肌呈不均低回声。淋巴细胞浸润型炎性假瘤超声检查为无回声或低回声实性暗区，后界显示清晰；硬化型炎性假瘤肿物前部多为低回声，后界显示不清。

（2）CT：①弥漫型：病变范围广，可表现为眼外肌增粗、泪腺增大、眼环增厚、视神经增粗，球后脂肪密度增高，眶内结构分界不清等；②肿块型：边界清楚的软组织肿块，形态规则或不规则，轻度、中度强化；③泪腺炎型：泪腺弥漫性增大，可凸出于眶缘，常无局部骨质破坏；④肌炎型：一条或数条眼外肌增粗，以上直肌和内直肌多见，典型者为肌腱和肌腹同时增粗，边缘多模糊，不整齐；⑤眶隔前炎型：表现为眼睑肿胀；⑥巩膜周围炎型：表现为眼环增厚；⑦视神经束膜炎型：表现为视神经增粗，边缘模糊。

（3）MRI：在反映假瘤的形态、部位、眶内结构的改变方面类似 CT，但在显示视神经、巩膜、眼睑和球后脂肪病变等方面优于 CT，对炎性假瘤侵犯眶外结构也比 CT 显示清楚，如海绵窦、眶上下裂和翼腭窝等。淋巴细胞浸润型炎性假瘤 T_1WI 呈低信号，T_2WI 呈高信号，较明显强化；硬化型炎性假瘤 T_1WI 和 T_2WI 呈低信号。

4. 诊断与鉴别诊断

炎性假瘤的典型临床表现，激素治疗有效等特点，结合 CT、MRI 的影像表现可做出正确诊断。少数临床和影像不典型者，应与如下病变鉴别。

（1）弥漫型炎性假瘤应与少见的眶内横纹肌肉瘤鉴别，后者见于儿童，病变发展迅速，可破坏眶骨等。另外少见的眶内转移瘤也可呈弥漫性改变，应结合病史。

（2）肿块型炎性假瘤应与眶内真性肿瘤鉴别，如硬化型炎性假瘤与海绵状血管瘤的鉴别，前者可呈类圆形，但边缘模糊，似有渐进性强化特点但非血管样强化，眶尖不空虚，常尢骨质改变等；后者呈类圆形，边界清晰，有渐进性强化、眶尖“空虚”征和周围骨质受压变薄等特点。

（3）泪腺型炎性假瘤应与泪腺肿瘤、淋巴瘤和干燥综合征鉴别。

(4)肌炎型炎性假瘤应与Graves病鉴别。少见的结节病等侵犯眼肌无特殊表现，需活检或结合临床诊断。

(三)甲状腺眶病

1. 病因病理

甲状腺眶病又称为“内分泌性凸眼”或“Graves病”，为引起眼球突出的最常见病因之一，其发病与甲状腺分泌紊乱或自身免疫功能异常有关，化验检查常见T_3、T_4和TSH异常。

2. 临床表现

Graves病以女性居多，发病缓慢，有复视、眼球突出等症状；病情严重者眼球明显突出固定，视神经萎缩，视力明显减退。

3. 影像学表现

Graves病典型表现为双侧多直肌增粗，主要为肌腹增粗，附着于眼球壁的肌腱不增粗，最常累及下直肌，其次为内直肌。

(1)CT：上直肌和下直肌在冠状面和矢状面上显示清楚，急性期和亚急性期增粗的眼外肌呈低密度或等密度。

(2)MRI：急性期和亚急性期T_1WI呈低信号，T_2WI呈高信号，轻度至中度强化；晚期眼外肌纤维化，T_1WI和T_2WI均呈低信号，强化不明显。

4. 诊断与鉴别诊断

甲状腺功能异常结合典型的影像学表现，Graves病可明确诊断。

Graves主要应与肌炎型炎性假瘤鉴别，前者多双侧无痛性突眼，发病缓慢，T_3、T_4和TSH异常，肌腹增粗；后者多单侧急性突眼，眼球运动性疼痛，激素治疗有效，肌腹和肌腱同时不规则增粗，眶后脂肪间隙受累，可伴有视神经增粗、眼环增厚等。

三、眼球病变

(一)视网膜母细胞瘤

1. 病因病理

视网膜母细胞瘤(RB)起源于视网膜核层，是婴幼儿最常见的眼球内恶性神经外胚层肿瘤，多数为单侧发病，25%为双眼。肿瘤呈多中心生长，每只眼内可见3～5个小肿瘤。视网膜母细胞瘤有遗传和非遗传两种形式，前者占40%，且双眼发病率高，其中一部分有家族史，一部分是由于合子形成过程中发生了新的突变所致；后者占60%，为体细胞突变所致。视网膜母细胞瘤基因为13号染色体长臂1区4带缺失。

2. 临床表现

RB多见于5岁以下的儿童，绝大多数3岁以下发病，偶见成年或中老年人。临床症状大部分是家长偶然发现患儿瞳孔区出现黄白色反光，即“猫眼”征象，或视力下降而就诊。眼内肿瘤生长增大，可导致眼内压增高，引起明显的头痛、眼痛，结膜充血等青光眼症状。肿瘤沿视神经向眶内蔓延，可使眼球突出，亦可向颅内蔓延和全身转移，而出现相应症状。临床将其分为4期：①眼内生长期；②青光眼期；③眼外蔓延期；④全身转移期，肿瘤侵入脉络膜血管出现血行转移，也可经脑脊液种植于脊髓等处。

3. 影像学表现

(1)超声：眼球内圆形或不规则的实性光团，回声不均，与球壁相连，呈强回声后方伴声影的钙斑为其特征。

(2)CT：表现为眼球后部的软组织肿块，境界较清楚，有斑点状、团块状钙化，有时整个肿瘤表现为一钙化的斑块。在3岁以下的儿童，这种钙化有较大的定性诊断价值，钙化率可达90%。肿瘤可呈多中心生长，彼此分界较清。未钙化的肿瘤在注入造影剂后可有轻至中度增强，典型的RB多不需CT增强扫描。肿瘤突入玻璃体内，形态变扁或呈乳头状，若并发视网膜脱离，需行增强扫描或MRI以鉴别肿瘤和视网膜下积液。肿瘤侵及视神经时，可见视神经增粗，颅内侵犯主要表现为鞍区、脑室、脑池等处肿块。根据肿瘤侵犯范围分为3期。Ⅰ期：肿瘤局限于眼球内，眼环完整，相当于临床上眼内生长期及青光眼期。Ⅱ期：肿瘤向球外生长同时侵犯视神经或球外组织，相当于临床的眼外蔓延期。Ⅲ期：肿瘤累及眶外、颅内或远处转移，即临床上的转移期。

(3)MRI：眼球后部局限性软组织肿块，多呈丘状、乳头状，边界较清楚，信号不均，T_1WI呈稍高或中等信号，T_2WI呈低或中等信号，肿块多中等强化。病灶内长T_1、短T_2信号提示为钙化，当钙化量小时，MRI难以显示，因此不如CT有特征性。MRI对RB侵及颅内和合并视网膜脱离显示好。

4. 诊断与鉴别诊断

3岁以下儿童如眼球内肿块合并钙化，首先考虑RB，怀疑RB的病例首选CT检查。

最容易与RB混淆的是渗出性视网膜炎、永存原始玻璃体增生症、晶状体后纤维增生症和视网膜脱离等。成人RB应注意和脉络膜骨瘤鉴别。

(1)渗出性视网膜炎(Coats病)：多见于6～12岁，是以特发的视网膜毛细血管扩张引起视网膜内和视网膜下渗出及视网膜脱离，无明显的视网膜玻璃体牵拉为特征的眼病。Coats病主要与弥漫性视网膜母细胞瘤鉴别，前者发病年龄稍大，CT多表现玻璃体普遍性密度增高，密度较均，无强化，无肿块及钙化；后者发病年龄小，CT表现玻璃体内弥漫分布软组织肿块，密度不均，有强化，有钙化。MRI对RB与Coats病可予以鉴别，后者在T_1WI和T_2WI上均可见视网膜下高信号，呈新月形或梭形，“V”形为漏斗状视网膜脱离；增强扫描可见渗出液与残存玻璃体之间有增厚的视网膜呈线形强化，无眼内增强肿块。

(2)永存原始玻璃体增生症：先天性玻璃体发育异常，胚胎原始玻璃体动脉退化不全，其特点是小眼球，玻璃体内锥形物连于视盘和晶状体及睫状体。PHPV与RB的鉴别主要是眼球小，晶状体小且不规则，无钙化，玻璃体内条带样软组织增生，视网膜常有脱离，高蛋白渗出液或出血可致T_1WI玻璃体内信号升高或出现液平面，但无肿块强化。

(3)晶状体后纤维增生症：又称“早产儿视网膜病”，见于吸氧的早产儿，高浓度氧中毒致视网膜周围血管闭塞，产生玻璃体内纤维组织增生。结合病史，多双眼发病、MRI双眼玻璃体内片状信号增高和后期眼球萎缩等特点，可与RB鉴别。

(4)视网膜脱离：视网膜脱离是指视网膜感光细胞层与色素上皮层分离，液体漏入两层之间的潜在间隙形成视网膜下积液，液体主要为蛋白质和水，MRI表现为稍等或短T_1、长T_2信号，典型的视网膜脱离在CT或MRI呈“V”形，其尖在视盘，末端指向睫状体，视网膜下积液无强化可与肿瘤鉴别。视网膜脱离是炎症、外伤、血管性疾病等产生视网膜下积液的一个共有表现。

(5)脉络膜骨瘤：脉络膜骨瘤是由成熟骨组织构成的一种良性肿瘤，多数学者认为属于骨性迷离瘤。多单侧发病，大多发生于眼球后极部视神经乳头旁，亦可累及黄斑部。脉络膜骨瘤一般为扁平状或双凸透镜状。临床上可无任何症状或有轻微视力减退和视野缺损。脉络膜骨瘤CT表现为轻度突向玻璃体的骨性肿块，呈梭形或新月形，CT值+200Hu以上，较具特征。

(二)眼球血管膜黑色素瘤

1.病因病理

眼球血管膜黑色素瘤是成人眼球内最常见的恶性肿瘤，大多数发生于脉络膜，少数发生于巩膜或睫状体。脉络膜黑色素瘤早期在脉络膜内生长，其后可突破视网膜内层与玻璃体分隔的膜，在视网膜下生长，形成典型的蘑菇状。

2.临床表现

巩膜和睫状体黑色素瘤较小时一般无临床症状，在检眼镜下可见色素分布不均的肿物，较大时可使晶状体移位导致白内障，进一步发展可阻塞前房角继发青光眼，睫状体黑色素瘤晚期可引起视网膜脱离。脉络膜黑色素瘤的临床表现与肿瘤位置和体积有密切关系。靠近脉络膜周边部或体积较小的肿瘤，其早期症状不明显，位于眼球后极部或黄斑部的肿瘤早期就可出现视力下降、视野缺损、玻璃体漂浮物等症状。伴有广泛视网膜脱离者视力明显下降甚至失明。

3.影像学表现

眼球血管膜黑色素瘤以CT和MRI为常用检查方法，MRI可更清楚地显示肿瘤与渗出的区别，并从信号特点提出诊断，对肿瘤扩展情况了解也较好。因此，MRI是眼球血管膜黑色素瘤的首选检查方法。

(1)CT：脉络膜黑色素瘤在CT表现为高密度(与玻璃体密度相比较)的实性肿块，增强后肿块轻度或中度强化，如肿块内有囊变或坏死，则强化不均。典型的脉络膜黑色素瘤呈蘑菇状，不典型的黑色素瘤可呈半球形或平盘状。继发的视网膜脱离常表现为“V”形的略高密度影，增强后无强化。

(2)MRI：由于此瘤含有黑色素，具有顺磁性，可缩短T_1和T_2，在T_1WI上呈高信号，T_2WI呈低信号，具有一定特征，是MRI诊断的重要依据。增强后肿瘤轻度至中度强化，而肿瘤引起的继发性视网膜脱离不强化。眼球外扩散在联合使用脂肪抑制技术和增强的显示最佳。

4.诊断与鉴别诊断

眼球血管膜黑色素瘤一般选超声作为筛选的检查方法，根据脉络膜黑色素瘤典型的蘑菇样影像学表现和MRI的特征，可做出正确的诊断。少数眼球血管膜黑色素瘤含少或无黑色素，MRI表现无特点，需与下列眼球病变鉴别。

(1)脉络膜血管瘤：脉络膜血管瘤为良性血管错构瘤，大多数为海绵状血管瘤，多发生于后极部视神经乳头旁或黄斑区。瘤体一般扁平或半球形，T_1WI低信号、T_2WI高信号，CT略高密度，显著强化为其特点。

(2)脉络膜转移瘤：眼球内眼球血管膜血管丰富，因此眼球内转移瘤最常累及眼球血管膜，尤其是后极部脉络膜。女性原发多为乳腺癌、肺癌等，男性原发多为肺癌、肾癌或前列腺癌等。发现原发恶性肿瘤而出现眼部症状和影像学发现眼球软组织肿块时应考虑该病。

(3)眼底病变出血：以老年性黄斑变性引起的出血多见。由于出血的生化变化而信号复杂，如果表现为短 T_1、短 T_2 信号，与脉络膜黑色素瘤相似，易误诊，增强扫描有助于鉴别或短时间动态观察。

四、眼眶肿瘤

(一)视神经肿瘤

1. 视神经胶质瘤

(1)病因病理：视神经胶质瘤是起源于神经胶质细胞的低度恶性肿瘤，大多为星形细胞瘤。本病伴发神经纤维瘤病者有 15%～50%。病变常发生于眶内视神经，沿纵轴生长可达颅内；少数起自视交叉并向双侧视神经扩展。

(2)临床表现：患者多为学龄前儿童，视力损害早且显著，最早表现是视野内出现盲点，眼球突出较晚出现，这是视神经胶质瘤区别其他肌锥内肿瘤的特点。

(3)影像学表现：①X 线：早期无应用价值。当视神经胶质瘤累及视神经管时，视神经孔扩大，为晚期表现。②超声：视神经梭形肿大，边界清楚的低回声，可见视神经乳头肿胀，对眶尖以后的肿瘤不能显示。③CT：视神经梭形或条状增粗，边界清楚。较大的视神经胶质瘤可呈球状或棒状。肿瘤的密度与脑白质的密度相等，CT 值为 40～60Hu，增强扫描多数肿瘤轻度至中度强化。CT 扫描时应注意肿瘤是否侵及颅内段和视交叉，冠状位更利于观察视神经形态。④MRI：能较 CT 更好地显示视神经的各段，斜矢状位可更清楚显示视神经。视神经胶质瘤早期表现为增粗，大多呈梭形或橄榄形增大，有鞘膜包裹，边缘光滑清晰，较明显强化。T_1WI 低信号，T_2WI 较高信号。肿瘤累及管内段视神经时，引起眶内段蛛网膜下腔脑脊液循环障碍，肿瘤周围增宽的蛛网膜下腔呈长 T_1、长 T_2 信号。

(4)诊断与鉴别诊断：MRI 为视神经胶质瘤的首选检查方法。儿童出现视力损害， MRI 示视神经呈梭形或条状增粗，肿瘤周围增宽的蛛网膜下腔呈长 T_1、长 T_2 信号，依据上述表现可做出正确诊断。

视神经胶质瘤主要应与视神经脑膜瘤和视神经炎鉴别：①视神经鞘脑膜瘤。②视神经炎是一种非特异性炎症，可为炎症、血管病变和多发硬化脱髓鞘病变所致。主要临床表现为急性视力下降，眼球活动性疼痛。MRI 见视神经广泛增粗，边缘光滑，在 T_2WI 上视神经内信号增高，有强化。

2. 视神经鞘脑膜瘤

(1)病因病理：视神经鞘脑膜瘤是起源于视神经鞘内蛛网膜细胞的良性肿瘤，少数可恶变。成年女性居多。多单侧发生，肿瘤边缘多不规则，病变内有钙化。少数伴发神经纤维瘤病。

(2)临床表现：肿瘤一般呈渐进性生长，眼球逐渐向前方突出，视力下降多发生于眼球突出后。

(3)影像学表现：①CT：一般表现为沿着视神经生长的管形肿块，也可呈梭形，并可呈偏心性生长。肿瘤与眼外肌比呈等密度或略高密度，部分肿瘤内有钙化，钙化是诊断视神经鞘脑膜瘤较具特征的表现。增强后，脑膜瘤明显强化，而肿瘤内被包绕的视神经不强化，横断面显示为视神经周围两条平行的线形高密度影，称为“轨道”征，冠状位表现为“袖管”征，均有助于诊断。②MRI：大多表现为T_1WI中等信号，T_2WI略低信号。增强后肿瘤明显强化，肿瘤中央视神经不强化，同时脂肪抑制序列的增强T_1WI表现为“双轨”征。MRI对显示肿瘤的钙化不敏感，对显示肿瘤侵及颅内较好。肿瘤恶变后表现为广泛侵犯眶内组织和眶骨破坏。

(二)周围神经肿瘤

眶内Ⅲ、Ⅳ、Ⅴ、Ⅵ脑神经可发生神经鞘瘤和神经纤维瘤。单发神经鞘瘤和丛状神经纤维瘤多见，可伴有神经纤维瘤病。

1. 神经鞘瘤

(1)病因病理：神经鞘瘤是Schwann细胞形成的良性肿瘤，有完整包膜，瘤内有Antoni A型细胞构成的实性部分和Antoni B型细胞构成的黏液部分。神经鞘瘤大多数起源于三叉神经眼支，上直肌上方肌锥外间隙多见(起自额神经)。

(2)临床表现：神经鞘瘤是成人眼眶内较常见的肿瘤，临床主要表现是渐进性无痛性眼球突出，常发生复视或斜视。

(3)影像学表现：①CT：类圆形或椭圆形多见，与颅内沟通时形成哑铃形，边界清楚，内密度多不均匀，不均质强化，可见较大的囊变区。周围骨质多呈受压改变，神经通道可扩大。②MRI：长T_1、长T_2不均匀信号，不均质强化。MRI能更好地显示囊变区和肿瘤向颅内侵犯的情况。

(4)诊断与鉴别诊断：神经鞘瘤呈椭圆形，囊实性肿块；长T_1、长T_2信号，囊变区近水样信号，可做出正确诊断。本病主要与海绵状血管瘤鉴别。

2. 神经纤维瘤

(1)病因病理：神经纤维瘤可分为局限型、丛状和弥漫型。丛状神经纤维瘤是神经纤维瘤病的特殊类型，弥漫型神经纤维瘤较少伴有神经纤维瘤病。

(2)临床表现：丛状神经纤维瘤和弥漫型神经纤维瘤一般发生于10岁前。弥漫型神经纤维瘤临床表现有眼球突出、视力下降，眼睑可触及肿块。局限型神经纤维瘤多发生于20～50岁，主要为眼球突出和斜视等症状。

(3)影像学表现：①CT：丛状神经纤维瘤和弥漫型神经纤维瘤的CT表现见神经纤维瘤病。局限型神经纤维瘤表现为边界清楚的椭圆形或长扁形肿块，与眼外肌等密度，密度均匀或不均，增强后肿块轻度至中度均匀或不均匀强化。②MRI：神经纤维瘤在MRI呈长T_1、长T_2信号，多数信号均匀。

(4)诊断与鉴别诊断：弥漫型神经纤维瘤需与炎性假瘤鉴别，弥漫型神经纤维瘤病史较长，激素治疗无效，多伴有神经纤维瘤病，而且在10岁前发病有助于诊断。局限型神经纤维瘤与神经鞘瘤不易鉴别。

(三)眼眶脉管性病变

1. 海绵状血管瘤

(1)病因病理：海绵状血管瘤是眼眶内最常见的良性肿瘤，有完整的包膜，内有丰富的血窦，细小的供血动脉，血流缓慢。一般为类圆形单个肿瘤，多生长于肌锥内。好发于青壮年，女性多见。

(2)临床表现：常见为渐进性眼球突出，为轴性眼突，不受体位影响；有不同程度的视力减退。

(3)影像学表现：①超声：肿瘤内回声强而均匀，压迫眼球肿瘤轴径缩短为特点。②CT：肿物圆形、椭圆形，边界清楚，密度均，大多数与眼外肌等密度，偶见静脉石(多为引流静脉血栓机化形成)。可见眶尖“空虚”征，即肿瘤多不侵及眶尖脂肪，眶尖低密度区存在。有“渐进性强化”的特点，即开始肿瘤内小点状强化，随时间延迟逐渐扩大，形成较均匀的显著强化，但随时间延长密度减低。相邻骨质可受压变薄。③MRI：与眼外肌相比，T_1WI呈低或等信号，T_2WI 呈高信号，信号均匀。动态增强扫描显示“渐进性强化”特征。

(4)诊断与鉴别诊断：海绵状血管瘤有其典型的 CT 或 MRI“渐进性强化”特点，可做出正确诊断。以下眶内占位性病变须与之鉴别：①神经鞘瘤：以肌锥外间隙眶上部多见，典型的神经鞘瘤密度或信号不均匀，内有囊变或坏死区，不均匀强化，无海绵状血管瘤“渐进性强化”的特点。②海绵状淋巴管瘤：肿瘤内密度或信号不均匀，典型的呈多囊样改变。淋巴管腔内有出血在 CT 为高密度或由于陈旧出血表现为低密度，二者有时难以鉴别。③硬化型炎性假瘤：见炎性假瘤部分。④副神经节细胞瘤：发生于眼眶睫状神经节的化学感受器肿瘤，很少见，类似于血管瘤，有时不易鉴别。

2. 毛细血管瘤

(1)病因病理：毛细血管瘤由内皮细胞增殖形成毛细血管间隙组成，无包膜。常见于婴幼儿，好发于眼睑和面部皮肤，可向眶内扩展，以鼻上象限常见。

(2)影像学表现：①CT：位于眼睑深层或眶隔前结构，少数肿瘤可累及眶内。肿瘤形状不规则，边界欠清，近眼外肌密度，密度不均匀。极少数肿瘤内有钙化。增强后肿瘤轻度至明显强化，强化不均匀。②MRI：一般表现为 T_1WI 中等信号，T_2WI 高信号。增强后轻度至明显不均匀强化。

(3)诊断与鉴别诊断：毛细血管瘤好发生于婴幼儿，多在出生时即有典型的面部血管痣特点，结合影像学表现可诊断。CT、MRI 主要用于观察肿瘤的累及范围。

3. 淋巴管瘤

(1)病因病理：淋巴管瘤也称为“囊性水瘤”，分为弥漫性和局限性。肿瘤由静脉与淋巴管组成，内有海绵状细小间隙和囊状结构，各以不同比例混合形成。此瘤多发生于儿童，肿瘤在生长期逐渐长大，肉眼形态为无包膜不规则肿块，有分叶。

(2)临床表现：主要为眼球突出，如肿瘤内有自发出血可形成血囊肿，以致出现间歇性眼球突出。

(3)影像学表现：①CT：弥漫性淋巴管瘤广泛累及眼睑软组织、肌锥内外结构，边界不清楚，呈等密度或低密度，密度不均；局限性淋巴管瘤表现为圆形或椭圆形肿块，边界清楚，肿瘤与眼外肌等密度，密度均匀或不均匀。②MRI：弥漫性淋巴管瘤 T_1WI 呈低信号，T_2WI 呈高信号，信号混杂不均匀，增强后不均匀强化。囊腔内的新鲜出血，MRI 呈高信号。如果淋巴管瘤内有较大的血管，则在 MRI 显示信号流空影。局限性淋巴管瘤在 T_1WI 呈低信号，T_2WI 呈高信号，肿块轻度至中度均匀或不均匀强化。

(4)诊断与鉴别诊断：弥漫性淋巴管瘤诊断依据为肿瘤形状不规则，有分叶，肿瘤 CT

密度混杂，MRI 信号混杂；增强后不均匀强化。局限性淋巴管瘤诊断依据为肿瘤呈类圆形或椭圆形，边缘清楚；CT 呈等密度，MRI 呈较长 T_1、较长 T_2 信号，增强后肿瘤不均匀强化。淋巴管瘤须与下列病变鉴别：①毛细血管瘤：毛细血管瘤一般累及隔前结构而较少累及隔后结构，临床即可诊断，增强后明显强化有助于与弥漫性淋巴管瘤鉴别。但是如果毛细血管瘤同时累及隔后结构且淋巴管瘤也有强化时，则影像上很难鉴别。②炎性假瘤：弥漫型炎性假瘤可广泛累及眼部结构，与弥漫性淋巴管瘤很相似，淋巴管瘤 CT 密度或 MRI 信号混杂不均匀，而炎性假瘤 CT 密度或 MRI 信号较均匀，有助于鉴别。③海绵状血管瘤：与局限性淋巴管瘤很难鉴别，海绵状血管瘤呈“渐进性强化”特征有助于鉴别，但如果是海绵状淋巴管瘤，有时很难鉴别。

4. 颈动脉海绵窦瘘

(1)病因病理：颈动脉海绵窦瘘是指海绵窦段的颈内动脉在海绵窦内破裂，与海绵窦间形成动静脉沟通。多由外伤引起，也可由动脉硬化所致。

(2)临床表现：搏动性突眼为主要临床特点，其他症状为患侧眼眶、额颞部血管性杂音，球结膜充血水肿，视力减退等。

(3)影像学表现：①DSA：可显示瘘口，引流静脉，并同时进行介入栓塞治疗。②CT：主要表现为眼上静脉增粗，同侧海绵窦扩大，增粗的眼上静脉和扩大的海绵窦明显强化。继发的突眼，眼睑肿胀，眼直肌增粗。③MRI：眼上静脉明显增粗，同侧海绵窦扩大，T_1、T_2 呈流空信号。

(4)诊断与鉴别诊断：典型的颈动脉海绵窦瘘由 CT 或 MRI 即可确诊。DSA 更能清楚显示 CCF 的瘘口和引流静脉并栓塞治疗。

(四)泪腺肿瘤

1. 病因病理

泪腺肿瘤以混合瘤最常见，泪腺癌次之。混合瘤多数为良性，可恶变；少数为恶性。良性混合瘤亦称“多形性腺瘤”。泪腺恶性上皮性肿瘤分为恶性多形性腺瘤、腺样囊性癌、腺癌、黏液表皮样癌和多形性低度恶性腺癌，其中腺样囊性癌为最多见且高度恶性肿瘤。

2. 临床表现

良性多形性腺瘤的典型症状为泪腺区无痛性包块，病程较长，多累及单侧泪腺，眼球向内下方突出。泪腺恶性肿瘤的典型症状为单侧泪腺区疼痛性包块，病程短，多累及周围结构。

3. 影像学表现

(1)CT：泪腺良性多形性腺瘤主要表现为眼眶外上象限的椭圆形或圆形肿块，边界清楚，多数密度均匀，近眼外肌密度，较大的肿瘤内常有囊变或坏死，表现为混杂密度，肿块轻度至中度强化。眶骨凹陷性受压改变。

泪腺恶性肿瘤主要表现为泪腺区不规则肿块，边界不清楚，密度不均，明显不均匀强化；眶骨破坏，侵犯周围结构，可侵入颅内及远处转移，可见斑块样钙化。

(2)MRI：泪腺良性多形性腺瘤边界清楚，形态规则，呈长 T_1、长 T_2 信号，信号较均匀，中度强化。

泪腺恶性肿瘤形态不规则，边界不清楚，眶骨破坏，呈长 T_1、长 T_2 信号，信号明显不均匀，明显不均匀强化。

4. 诊断与鉴别诊断

单侧泪腺区肿块，依据临床表现和典型的 CT 或 MRI 表现，易做出良恶性泪腺肿瘤的诊断。主要与下列泪腺区病变相鉴别。

(1)泪腺型炎性假瘤：急性发病，眼球运动性疼痛，激素治疗有效。泪腺弥漫性增大，但保持扁长形态，密度均匀，有时合并其他类型炎性假瘤，可区别泪腺肿瘤。

(2)泪腺淋巴瘤：泪腺淋巴瘤有一个显著特点，就是肿块常包绕眼球生长，但此征象不具有特异性。淋巴瘤一般不引起骨质破坏，密度均匀，呈轻度、中度强化。T_1WI 低信号，T_2WI 高信号，中度或明显强化。

(3)干燥综合征。

(五)皮样囊肿和表皮样囊肿

1. 病因病理

皮样囊肿和表皮样囊肿是在胚胎发育期，小片胚胎表皮陷于软组织内或在眶骨的间隙内没有萎缩，而在眶周区域内产生的囊性病变。病理为圆形或椭圆形囊肿，内有黄色的脂质内容物，囊肿有薄壁。囊肿壁由角化的复层鳞状上皮构成，囊内有角化蛋白，若囊壁外层有皮脂腺及毛根，称为皮样囊肿；如果囊肿无皮肤附件结构，则称为表皮样囊肿。皮样囊肿多发生于眼眶的颞上象限，表皮样囊肿多发生在眼睑周围。

2. 临床表现

临床一般表现为儿童时期就引起眼球突出，眶缘可触及肿块。

3. 影像学表现

(1)CT：典型的皮样囊肿和表皮样囊肿表现为圆形或椭圆形肿块，为脂肪密度影。皮样囊肿可见液-液平面，穿过骨缝生长，周围骨质增生硬化。

(2)MRI：肿块含脂肪部分在 T_1WI 和 T_2WI 均呈高信号，采用脂肪抑制技术后高信号被抑制呈低信号。增强示囊肿壁轻度至中度强化而中央无强化。

4. 诊断与鉴别诊断

典型的皮样囊肿和表皮样囊肿易做出诊断，多不需鉴别。

(六)眼眶少见的原发和继发恶性肿瘤

1. 横纹肌肉瘤

(1)病因病理：横纹肌肉瘤较少见，起源于眼外肌胚胎组织或未分化间叶组织。

(2)临床表现：临床表现一般为迅速发展的眼球突出，肿瘤生长快，周围眶骨可破坏。多见于儿童。

(3)影像学表现：①CT：表现为不规则肿块，密度不均匀，与眼外肌分界不清。增强后肿瘤轻度至明显强化。可累及整个眼眶并可破坏眶骨而侵犯眶周结构。②MRI 长 T_1、长 T_2 信号，尤其在 T_2WI 信号较高，增强后中度至明显强化。

(4)诊断与鉴别诊断：横纹肌肉瘤的诊断依据包括 10 岁以下儿童；眼球突出迅速而且明显；肿瘤形态不规则，呈较长 T_1、较长 T_2 信号，部分肿瘤破坏眶壁侵犯眶周结构。鉴别诊断：①急性炎症：患者发热、眼部红肿疼痛明显，眼球突出不如横纹肌肉瘤明显，使用抗生素和激素治疗效果较好。②炎性假瘤：病程较长，眼球突出较慢，患者年龄多在 20 岁以上，使用激素治疗有效。

2. 绿色瘤

(1)病因病理：绿色瘤是白血病浸润眼眶和软组织，肉眼呈绿色，故称为绿色瘤。最多见于急性粒细胞性白血病。

(2)临床表现：绿色瘤起病迅速，进行性突眼，儿童多见，常双眼同时或先后受累。

(3)影像学表现：①CT：多为位于肌锥外间隙的不规则肿块，边界清楚，密度较均匀，眶骨破坏。②MRI：T_1WI 低信号，T_2WI 略高信号，明显强化。

(4)诊断与鉴别诊断：患白血病的儿童，出现眼眶肿瘤可明确诊断；对儿童双眼急性发病的肿瘤性病变应考虑本病。

3. 转移瘤

(1)病因病理：转移瘤是眶内常见病变，可发生于成人与儿童。成人眶内转移瘤多发生于年龄较大的患者，多为单侧发病。

(2)临床表现：主要是眼球突出、眼球运动障碍、视力减退等。儿童最常见的转移瘤为神经母细胞瘤和尤文肉瘤，主要为迅速发生的进行性眼球突出。

(3)影像学表现：①CT：转移瘤可发生在眶骨、肌锥内外、眼外肌。眶骨改变大多为溶骨性骨质破坏。转移瘤可为多发局限性肿块，也可为眼眶弥漫性肿块，肿块密度均匀或不均匀。②MRI：转移瘤呈长 T_1、长 T_2 信号，轻度至明显强化。

(4)诊断与鉴别诊断：原发病灶合并有眶骨骨质破坏和软组织肿块的患者要高度怀疑转移瘤。

五、外伤

(一)眼部异物

1. 病因病理

眼部异物是眼外伤中最常见、最严重的损伤。

2. 临床表现

患者主要表现为外伤后眼部疼痛，视力障碍等。如并发眼内炎症，则眼部刺激症状和疼痛 加剧。

3. 影像学表现

(1)X 线：金属或不透光异物在 X 线表现为高密度致密影，诊断容易；而透光异物不易显影。

(2)CT：在横断和冠状位可清晰显示异物位置、数量及其与周围组织的关系，清晰显示玻璃体积血。CT 对金属异物显示较好。

(3)MRI：当怀疑眼内有金属磁性异物时，禁用 MRI 检查。MRI 可显示非磁性金属异物以及植物性异物。MRI 可多方向、多参数成像，可清楚显示异物位置和玻璃体、视神经的损伤。

4. 诊断与鉴别诊断

CT 可多平面成像，检出眼部异物敏感性和准确性优于 X 线检查，应作为首选的检查方法。MRI 可显示 X 线及 CT 检查不能显示的植物性异物。

(二)眼眶和视神经管骨折

眼眶骨折在头外伤中较常见，其原因主要是直接暴力打击，视神经管骨折多见于复杂颅面部骨折。

1. 临床表现

眼眶最薄弱的是内侧壁和下壁，严重时鼻腔或鼻窦气体进入眼眶，临床出现气肿，眶内软组织肿胀、出血，眼球突出，软组织疝入上颌窦则出现眼球内陷下移。视神经管骨折一般致视神经损伤，出现视力下降。

2. 影像学表现

(1)X 线：直接征象为骨质不连续；间接征象为眶内积气，筛窦积液等。

(2)CT：可直接显示骨质连续性中断、骨折走向、骨碎片移位以及眶内容物的损伤情况。MPR 在显示眶壁骨折方面尤为重要。

(3)MRI：显示骨折不如 CT 敏感，但显示眶内容物受累情况较好。

3. 诊断与鉴别诊断

X 线可显示眼眶骨折，但由于结构重叠而显示不清楚。CT 是诊断眼眶及视神经管骨折最准确的方法。MRI 显示眶内容物改变优于 CT。

第二节　鼻与鼻窦

鼻与鼻窦病变主要包括炎症、囊肿和肿瘤等，以炎症多见。影像学能明确病变的部位、范围、程度和并发症，有利于疾病的治疗。X 线检查对鼻与鼻窦病变的应用价值逐渐减小，为了更好地区别炎症类型和鉴别肿瘤，一般首选 CT 检查。MRI 能更好地区分软组织特性和积液类型，在区别炎症与肿瘤以及显示颅内并发症方面有更高价值。

一、鼻窦炎

鼻腔、鼻窦的解剖异常及病变阻塞常为鼻旁窦炎症发生、变化的重要因素。鼻窦窦口与鼻腔相通，黏膜相互延续，故鼻窦炎症常伴有鼻腔炎症。鼻腔及鼻窦炎症通常分为过敏性、化脓性及肉芽肿性三类，以化脓性炎症最常见。过敏性炎症可单独发生，也可与化脓性炎症合并存在；根据病程分为急性炎症、慢性炎症。炎症可局限于某一窦腔，也常见于一侧或双侧多个窦腔，而程度有所差别。

(一)化脓性鼻窦炎

1. 病因病理

化脓性炎症由细菌性感染引起。急性炎症多为上呼吸道炎症后细菌感染引起，少数为牙源性或外伤后继发所致。基本病理表现为黏膜充血水肿、炎细胞浸润、脓性分泌物产生，由于窦口阻塞或狭小常有分泌物潴留。如果机体抵抗力较差，感染可向周围扩展，导致眼眶甚至颅内并发症。慢性炎症多由急性炎症迁延而来，常见黏膜腺体增生，囊肿或息肉形成，分泌物潴留，骨质增生硬化，炎症反复发作。

2. 临床表现

临床表现为鼻塞、流脓涕、头痛，病变鼻窦区可有压痛。炎症较重时，甚至有全身症状。

慢性者病情常有反复，上述表现时轻时重。

3. 影像学表现

(1)X 线：病变较轻时无异常发现，较重时窦腔密度均匀性增高，有时可见气-液平面，通过腔内气体对比可显示黏膜增厚。慢性期黏膜肥厚明显，呈环形或息肉样。黏膜下皮质白线消失，窦壁骨质增厚、硬化或吸收变薄。

(2)CT：急性期鼻甲及窦壁黏膜增厚肿胀，厚薄不均，范围相对局限，可有多个窦腔受累。窦腔分泌物呈低密度，引流不畅时出现气-液平面，增强黏膜线状强化，腔内积液不强化。急性炎症可经血管周围间隙蔓延，发生眶部、面部的蜂窝组织炎，还可导致颅内感染等，窦壁骨质一般无异常改变。

慢性期黏膜不均匀增厚，伴有黏膜囊肿或息肉。窦腔分泌物积聚、密度略高，窦腔骨质增生硬化。若窦腔内充满息肉可致窦腔扩大，甚至骨质破坏；增强扫描增厚黏膜和息肉明显强化，而脓液不强化。

(3)MRI：增厚黏膜 T_1WI 呈低信号，T_2WI 呈高信号。窦腔分泌液为浆液性，T_1WI 呈低信号，T_2WI 呈高信号。窦腔阻塞时，分泌物中水分被吸收，黏稠度增高，T_2WI 高信号不断降低；如分泌液中含蛋白较高或窦腔内有出血，T_1WI 和 T_2WI 呈高信号。MRI 显示黏膜非常敏感，而 3 岁以下幼儿鼻窦黏膜丰富，除非有临床表现，否则不应认为是炎症。

4. 诊断与鉴别诊断

根据影像学特点，结合临床表现，诊断不难。慢性息肉可有骨质破坏，需要与肿瘤鉴别，强化扫描恶性肿瘤呈浸润性生长且骨质破坏范围较大，必要时需要病理学活检确诊。

(二)过敏性鼻旁窦炎

1. 病因病理

鼻腔及鼻窦黏膜的变态反应性炎症，病因较多，包括遗传因素、易感性及接触抗原物等。鼻黏膜组织间隙水肿，小血管扩张，黏膜上皮杯状细胞增生，腺体扩张。黏膜中有较多嗜酸性粒细胞、淋巴细胞、单核细胞和浆细胞浸润，黏膜浅层有较多嗜碱性粒细胞。急性发作后可自行消退，反复发作转为慢性，黏膜呈息肉样肥厚或腺体阻塞形成囊肿。由于窦口阻塞，可继发感染，常与化脓性炎症并存。

2. 临床表现

本病青少年多见，病史为诊断过敏性炎症的重要依据，临床表现与化脓性炎症类似，还常伴有鼻出血、咽喉炎、支气管哮喘等。

3. 影像学表现

影像学表现以黏膜增厚为主，窦腔积液较少，窦壁骨质无明显改变。急性期双侧鼻甲肿大，鼻窦黏膜肥厚，其中上颌窦黏膜肥厚呈分叶状，筛窦窦腔可被黏膜充满。慢性期形成黏膜下囊肿，好发于上颌窦，一般为单发，表现为自窦腔底部向上扩展的球形低密度肿块；较大者充满窦腔。息肉较常见，单发或多发，位于窦腔的任何部位，呈结节样或带蒂生长，可有轻度强化。

4. 诊断与鉴别诊断

根据病史、临床表现，结合影像学检查，本病的诊断不困难。

(三)鼻腔和鼻窦肉芽肿病变

鼻腔和鼻窦肉芽肿病变种类很多，如真菌病、结核病、梅毒、结节病、淀粉样变性等，除真菌病外，其余均少见，缺乏特征性改变。鼻窦炎症多伴有息肉，息肉的影像表现多为窦壁结节状肿块，有强化。

(四)真菌性鼻旁窦炎

1. 病因病理

本病多因长期使用抗菌药物、类固醇激素或因消耗性疾病诱发。致病真菌以曲真菌多见，少数为毛真菌、念珠菌。临床分为侵袭性及非侵袭性，以非侵袭性多见。真菌多存于真菌团块或鼻窦分泌物中；侵袭性者表现为局部黏膜组织血管内炎症、血栓、肉芽肿形成，溃疡性坏死甚至骨组织坏死，病理切片能在黏膜或骨质发现菌丝。

2. 临床表现

多单侧发病，上颌窦多见。非侵袭性者症状类似一般鼻旁窦炎症，鼻腔分泌物常带血丝，或有棕绿色、褐色分泌物。少数侵袭性者可暴发性发作，多发生于机体免疫功能受损者，病变发展快，易出现并发症，向眼眶或颅内扩展出现相应症状，常伴骨质破坏，类似恶性病变。

3. 影像学表现

(1)X 线：鼻甲增大，窦腔黏膜环状增厚伴有不均质团块，窦壁骨质增厚不明显。

(2)CT：鼻腔和鼻窦内软组织团块，密度较高且不均质，部分强化，窦腔内有少量积液，窦壁骨质硬化多见。曲真菌病灶常位于单侧上颌窦或蝶窦，CT 为首选检查方法。半数以上软组织病灶内见斑点状钙化灶，明显提高诊断率。部分呈线隔状高密度，为坏死区钙和铁的结合产物。侵袭型病变可有斑点状骨质破坏，并常向周围结构蔓延，出现眶面部的软组织密度增高，强化更清楚。

(3)MRI：真菌球或结节在 T_1WI 呈等信号或低信号，因病变内含有顺磁性金属离子，T_2WI 信号较低或呈混杂信号。对于侵袭性病变的窦腔外情况，MRI 显示更清楚。

4. 诊断与鉴别诊断

软组织病变合并钙化灶是真菌性鼻旁窦炎与一般炎症的鉴别要点，侵袭性病变可有骨质破坏，与恶性肿瘤鉴别较难，结合病史有助鉴别，必要时活检。

二、囊肿

发生于鼻窦腔内的囊肿，通常分为黏液囊肿和黏膜囊肿。

(一)黏液囊肿

1. 病因病理

黏液囊肿是鼻旁窦开口阻塞致黏液潴留形成囊肿，窦壁骨质受压变薄，窦腔扩大。阻塞原因有慢性炎症、外伤或手术、良性肿瘤、恶性肿瘤及解剖变异等。囊肿以鼻窦黏膜为囊壁，黏膜上皮化生，黏膜下层炎性细胞浸润，囊内液体一般为黄色或棕色，合并感染可为脓性，称为脓囊肿。

2. 临床表现

囊肿在中老年多发，筛窦、额窦多见，上颌窦和蝶窦少见。黏液囊肿多发生于单个窦腔，发展缓慢，较大时压迫周围结构引起相应症状。脓囊肿常引起局部疼痛。

3. 影像学表现

(1)X 线：窦腔透光度减低。部分鼻窦骨壁受压变薄或破坏，窦腔膨大。

(2)CT：鼻旁窦腔扩大，被囊性病灶充填，囊肿边缘光滑，薄壁，囊壁强化，脓囊肿壁厚、增强显著。囊液一般为低密度，当黏液较稠或脓性或含有血液时，密度较高，无强化。窦腔膨胀性扩大，骨壁菲薄，可见窦壁骨质缺损，囊肿可突入眼眶或颅内。

(3)MRI：因囊液中蛋白质和水含量不同而有信号差异。蛋白质少而水多时，T_1WI 中等信号，T_2WI 高信号；蛋白质多时，T_1WI 和 T_2WI 均为中等或高信号。

4. 诊断与鉴别诊断

典型影像学表现结合临床表现，诊断本病不难。有时须与鼻窦肿瘤鉴别，鼻窦恶性肿瘤窦壁侵蚀性破坏且不规则，伴有软组织肿块，增强扫描有助于鉴别。

(二)黏膜囊肿

1. 病因病理

根据发生机制，黏膜囊肿分为分泌性囊肿和非分泌性囊肿两种。分泌性囊肿是黏膜腺导管阻塞，分泌物在腺泡内潴留所致，又称“黏液潴留囊肿”，以上颌窦最常见，可单发或多发，一般较小。非分泌性囊肿是浆液或渗出液在黏膜下层结缔组织内潴积形成，常称为“黏膜下囊肿”或“浆液囊肿”，上颌窦多见，可双侧存在，呈基底部位于窦底的半球形囊肿，无明显囊壁上皮，属假性囊肿。

2. 临床表现

患者一般无症状，可有鼻窦炎症的表现，偶有额部持续性钝痛。

3. 影像学表现

(1)X 线：上颌窦底部半圆形软组织影，边缘光滑锐利，骨壁和黏膜无异常。

(2)CT：黏膜囊肿多见于上颌窦底壁和内壁，呈低密度结节或基底部位于窦底的半球形或球形水样密度病灶，密度均匀，边缘光滑，无强化，表面黏膜可有轻度增强。

(3)MRI：囊肿在 T_1WI 呈略低或中等信号，T_2WI 呈高信号。

4. 诊断与鉴别诊断

本病诊断不难，较小者需要与息肉鉴别，平扫二者较难区分。

三、良性肿瘤

鼻腔、鼻窦良性肿瘤包括软组织类的乳头状瘤、多形性腺瘤、血管瘤等；骨性肿瘤包括骨瘤、软骨瘤、骨化性纤维瘤和骨纤维异常增殖症等。

(一)乳头状瘤

1. 病因病理

乳头状瘤由鼻腔黏膜移行上皮增生形成，一般分为外生型和内翻型。内翻型多见，好发于鼻腔侧壁，特别是中鼻甲的游离缘，由移行上皮和柱状上皮增殖形成，其特点为增生的上皮团块向基质内倒生，基膜水肿；常侵入筛窦和上颌窦，破坏周围组织及骨质，切除后易复发，少数可恶变。外生型相对少见，发生于鼻前庭或鼻中隔前部，主要由鳞状上皮细胞增生形成，呈疣状，有纤维组织基蒂，切除后不易复发，极少恶变。

2. 临床表现

本病中年男性多见，常见单侧持续性、进行性鼻塞、流涕、涕中带血或鼻出血。鼻腔前部或外侧壁有息肉样肿块，表面不平，宽基底或带蒂。随肿瘤增大，累及周围结构而出现相应的症状。

3. 影像学表现

（1）X 线：鼻腔或鼻窦内软组织肿块，密度增高；肿瘤较大时，鼻中隔移位，窦腔膨大，可伴有骨质吸收破坏。

（2）CT：一侧鼻腔或鼻窦内不规则软组织密度灶，边界较清楚，密度均匀，可轻度或中度强化。鼻中隔可阻挡肿瘤向对侧生长，肿瘤较大时，压迫鼻中隔移位，骨质吸收变薄或破坏。肿瘤阻塞鼻窦开口时，继发炎症。肿瘤与炎症、积液并存时往往不易区分，强化有助于显示肿瘤边界；侵犯筛窦或上颌窦时，伴有筛窦间隔和上颌窦内侧壁骨质破坏，恶变者骨质破坏更加严重。

（3）MRI：肿瘤在 T_1WI 呈中等信号，T_2WI 呈较高信号。多伴有阻塞性炎症。在 T_2WI 上，肿瘤信号一般较炎症软组织增生或积液为低，可较清楚地区分。肿瘤轻度、中度强化。

4. 诊断与鉴别诊断

CT 和 MRI 为主要检查方法，多方位显示病灶形态和范围，CT 显示窦壁骨质破坏较好。无恶变者，需与鼻窦炎、息肉鉴别，后两者多双侧发病且骨质破坏较少。真菌感染的钙化灶多为结节样或弥漫性，而本病多为点或条状。恶变者骨质破坏严重，常有颌下、颈部淋巴结转移。有时乳头状瘤和鼻腔或鼻窦癌难区别，往往须活检。

（二）血管瘤

1. 病因病理

血管瘤是血管组织先天性发育异常，多起源于黏膜，少见骨内。真性血管瘤一般分为海绵状型、毛细血管型。海绵状血管瘤好发于上颌窦，常累及鼻腔、筛窦等邻近器官，单纯发生于筛窦和蝶窦者少见。毛细血管瘤好发于鼻腔，多被纤维组织分隔，由分化成熟而密集的毛细血管构成，由单层内皮细胞、网状纤维及散在的外皮细胞组成。瘤体中心极易发生出血坏死。

2. 临床表现

血管瘤发病率较低，青壮年好发，多见于鼻腔、上颌窦。部位隐匿，生长缓慢，常以单侧鼻塞和频繁鼻出血就诊，鼻腔内见触之易出血的紫红色新生物。

3. 影像学表现

（1）X 线：血管瘤起源于鼻腔者，较小时不易发现，较大时鼻道阻塞，并有占位征象。若向后生长，后鼻孔处见软组织阴影。骨血管瘤见骨质蜂窝样疏松，骨皮质变薄。

（2）CT：鼻腔或鼻窦内软组织肿块，边界清楚，密度均匀，病灶压迫周围骨质吸收变薄或破坏。CT 平扫呈等密度，偶见点状高密度静脉石，增强扫描肿块明显强化。

（3）MRI：T_1WI 与肌肉信号相等，其内有出血呈斑片状高信号区。T_2WI 呈较高信号。

4. 诊断与鉴别诊断

依据血管瘤的临床表现和影像学表现不难诊断。但血管瘤发生感染、表面坏死及骨质破坏时需要与恶性肿瘤鉴别，血管瘤强化程度一般较其他肿瘤明显。

(三)骨瘤

1. 病因病理

骨瘤多倾向于胚胎性软骨残余学说，分为密质骨型、松质骨型和混合型。发生于鼻窦或鼻腔的骨壁上，表面被黏膜覆盖，呈球形或结节状，表面光滑、质硬，带蒂或多单发。

2. 临床表现

骨瘤青年多见，生长缓慢，成年后可自行停止。多无症状，好发于额窦、筛窦。一般无临床表现，常偶然被发现。较大者因其所在部位及侵犯的范围而引起临床症状。

3. 影像学表现

(1)X 线：类圆形或分叶状的骨块，边缘清楚光滑。密质骨型为均匀一致高密度；松质骨型为外围示致密骨结构，其内见骨小梁松质骨；混合型为密质骨与松质骨混杂。

(2)CT：可清楚显示骨瘤结构和并发症。常见为单发类圆形高密度骨块，边界清楚光滑。可见与窦壁相连的蒂。不同类型的骨瘤与 X 线表现相似。瘤体阻塞窦口可致鼻窦炎症。

(3)MRI：一般不需要 MRI 检查。瘤体多为均质低信号，偶见鼻窦炎表现。

4. 诊断与鉴别诊断

骨瘤易确诊，一般不需鉴别。

(四)骨化性纤维瘤

1. 病因病理

鼻腔、鼻窦黏膜下纤维组织可增生和骨化形成骨化纤维瘤，是由软组织和骨样组织构成的肿块。肿块单发，分叶状、局限性缓慢生长，具有完整包壳，边界清楚，常向邻近部分扩展。以鼻腔、鼻旁窦和眼眶多见，可复发，少恶变。

2. 临床表现

本病青少年女性多见，常限于一侧。早期症状隐匿，面颊部无痛性肿胀为最初临床表现，或以鼻塞、眼球突出等症状就诊。

3. 影像学表现

(1)X 线：球形骨性肿块，有骨包壳。肿瘤继续生长，有骨小梁形成时密度增加，呈毛玻璃样或斑点状致密影。偏心性病变常被骨性间隔分为多房。

(2)CT：鼻腔和鼻窦区高密度不均质的骨性肿块，密度与瘤内纤维组织和骨化程度有关。肿块呈类圆形，边缘清楚，骨包壳致密、较厚，内缘欠清晰。瘤体内见斑片状骨样结构或条索样分隔，瘤体呈多结节软组织密度或低密度囊性区；筛窦、额窦肿块常向眼眶和颅底扩展。增强扫描见瘤内实质部分强化，囊性部分不强化。

(3)MRI：肿瘤信号不均匀，T_1WI 为中等信号，T_2WI 为低信号，其中囊性部分 T_1WI 呈低或高信号，T_2WI 为高信号。

4. 诊断与鉴别诊断

骨化性纤维瘤为边界清楚的膨胀性肿块，有骨包壳，实质部分轻度强化。本病主要与骨纤维异常增殖症鉴别，骨纤维异常增殖症是正常髓质骨被骨样组织病变取代的骨病，以面骨、颅底骨多见，多骨发病不同于骨化性纤维瘤。CT 为骨纤维异常增殖症的主要检查方法，表现为骨体弥漫性增大，扩大的异常髓腔呈毛玻璃样、致密骨样和囊性变。

四、恶性肿瘤

大多数肿瘤为原发，分为上皮性、非上皮性两类，少数为转移瘤。上皮性恶性肿瘤最常见，包括鳞癌、腺癌及腺样囊性癌；非上皮性恶性肿瘤少见，包括嗅神经母细胞瘤、横纹肌肉瘤、恶性纤维组织细胞瘤、软骨肉瘤和淋巴瘤等。原发性肿瘤中 80%为鳞癌，10%为腺癌。恶性肿瘤呈浸润性生长，骨质破坏较普遍，易侵犯周围眼眶、颌面部结构，少数破坏颅底，侵入颅内。颌下、颈部淋巴结转移常见，晚期可血行转移至肺、肝和骨等。

(一)上皮性恶性肿瘤

1. 临床表现

上颌窦癌最常见，其次是筛窦和鼻腔癌。多见于老年人。早期症状与肿瘤发生的部位有关，有鼻塞、分泌物增多、脓血涕、鼻出血、嗅觉减退，晚期侵犯眼眶及颅内则出现相应临床症状。

2. 影像学表现

(1)X 线：肿瘤较局限时，表现为鼻腔和鼻窦内软组织肿块影，骨质破坏为诊断恶性肿瘤的重要依据。

(2)CT：早期肿瘤为窦腔内不规则软组织肿块或黏膜不均匀增厚，多不伴骨质破坏，增强扫描利于与黏膜水肿、积液鉴别。肿瘤较大时，除不规则软组织肿块以外，多数患者有不同程度的虫蚀样骨质破坏，窦壁骨质连续性中断，窦腔内软组织沿窦壁向外浸润性生长。一般上颌窦内侧壁破坏较常见，伴有鼻腔内软组织肿块；向上常破坏眶下壁、筛窦；向下破坏牙槽突、腭骨、牙龈等；向后方累及翼腭窝和颞下窝。

(3)MRI：T_1WI 为不均质低或中等信号，T_2WI 不均质高信号。肿块较大时常见中心坏死区。肿瘤不同程度强化，囊变坏死区不强化；MRI 显示肿瘤的侵犯范围较 CT 敏感，便于对肿瘤的分期。

3. 诊断与鉴别诊断

鼻腔、鼻窦内不规则、不均质软组织肿块，不均匀强化，呈侵袭性生长，虫蚀样骨质破坏，定性诊断不困难。对于早期恶性肿瘤，未形成骨质破坏时，应注意与良性肿瘤、息肉等鉴别。

(二)非上皮性恶性肿瘤

1. 病因病理

嗅神经母细胞瘤是外胚层神经上皮源性肿瘤，一般认为起源于筛骨筛板或鼻腔嗅区黏膜的嗅神经细胞，肿瘤多首发于鼻腔顶部或近中鼻甲外侧壁等处，早期局限于鼻腔，晚期侵犯鼻窦、眼眶或侵入颅内，可有颈部淋巴结和全身转移。

2. 临床表现

发病年龄有两个高峰：10～20 岁和 50～60 岁，女性略多。早期无明显症状，后期出现鼻出血、鼻塞、嗅觉下降。嗅觉下降或丧失被认为是本病的重要临床表现。

3. 影像学表现

(1)X 线：早期无异常发现，晚期鼻腔或窦腔内有软组织肿块，伴骨质破坏。

(2)CT：肿瘤较小、局限于鼻腔时密度均匀；肿瘤较大时密度不均，可见钙化，肿块明显强化；周围骨结构破坏，肿瘤破坏颅底进入颅内时，CT 重组图像的冠状、矢状位有利于观察颅底破坏情况。

(3) MRI：肿瘤较小时，信号均匀；较大时，信号不均匀。T_1WI 呈低信号，T_2WI 以稍高信号为主，由于肿瘤内小片状坏死、钙化，信号不均匀，增强扫描强化明显。MRI 能清楚显示肿瘤侵犯的范围，对颅内和脑实质的浸润显示较 CT 有优势，但 CT 在显示肿瘤的钙化、骨化和骨质破坏方面敏感。

4. 诊断与鉴别诊断

嗅神经母细胞瘤的表现缺乏特异性，位于鼻腔顶、筛窦的肿瘤，有沿嗅神经蔓延或破坏筛板向颅内侵犯的趋势，且坏死少、强化明显者要考虑嗅神经母细胞瘤。青少年嗅神经母细胞瘤需要与横纹肌肉瘤鉴别，绝大多数横纹肌肉瘤源于鼻咽部及眼眶，而后蔓延至鼻腔及鼻窦。成人嗅神经母细胞瘤需要与鼻腔癌鉴别。

第三节　耳 部 疾 病

耳部疾病主要有先天发育变异及畸形、中耳乳突炎性病变、外伤及肿瘤性病变。

一、个体发育差异

颞骨解剖结构复杂，个体发育差异较大，但发育变异一般无临床症状，认识这些发育差异有助于和疾病进行鉴别，从而帮助临床进行有效诊治。

(一)影像学表现

1. 乳突

乳突的影像学表现与乳突的类型有关。乳突可根据小房气化程度不同分为气化型、板障型、硬化型和混合型四型。

(1)气化型乳突：表现为乳突小房透明、清晰，间隔完整、锐利。小房的大小不等，靠近乳突边缘者较大，特别是乳突尖部。

(2)板障型乳突：表现为气房小而多，气房间隔较厚，外层骨质较厚，颇似头盖骨的板障构造。

(3)硬化型乳突：表现为气房未发育，骨质致密。

(4)混合型乳突：界于板障型与气化型之间。

2. 乙状窦前位

轴位 CT 可见乙状窦骨板距外耳道后壁距离＜1cm，称为乙状窦前位，好发于硬化型乳突。手术如触及易引起大出血。

3. 鼓室盖低位

冠状位 CT 图像上鼓室盖至外耳孔上缘之间的距离如果＜5mm，提示鼓室盖低位，手术中如果意识不到鼓室盖的发育特点，很容易造成中颅窝底破坏，引起颅内并发症。

4. 颈静脉球高位

轴位 CT 图像表现为颈静脉球最高层面超过耳蜗底圈，向上突出部分与颈静脉密度相同并相连，周围骨质结构光整无破坏，MRI 表现为血液涡流信号。

(二)诊断与鉴别诊断

颞骨发育变异由于影像表现容易识别，所以较易诊断，需要鉴别的疾病有如下几种。

(1)板障型乳突或混合型乳突，需与乳突炎相鉴别，二者平片上乳突部密度增高，CT表现为后者小房壁黏膜增厚并伴有积液，前者无积液且小房壁清晰锐利，板障内黄骨髓增多，MRI T_1 加权像成高信号。

(2)颈静脉球高位及颈静脉窝扩大，需与颈静脉球瘤相鉴别，后者颈静脉孔边缘骨质有虫蚀状破坏，动态CT增强扫描或行MRI检查可见肿块影像；前者颈静脉窝边缘骨质光滑，无破坏表现，采用动态CT增强扫描或行MRI检查无肿块占位影像，显示血流密度或信号。

二、颞骨发育畸形

对于耳部的先天性畸形，影像学分类相当重要。对于先天性外耳道闭锁和发育不良，耳镜检查几乎没有什么价值。正确的影像学检查方法能够显示耳部解剖结构的发育情况，提供耳科医师信息以便针对传导性耳聋或神经性耳聋制订正确的治疗计划。

(一)病因病理

从胚胎学上来讲，内耳膜迷路是耳部结构出现最早的器官，由原始外胚层内陷入中胚层发育而成。而外中耳结构起源于第一鳃弓、第二鳃弓、第一鳃沟及第一咽囊，其中第一鳃沟发育为外耳道，锤骨头及砧骨体由第一鳃弓发育而来，锤骨柄、砧骨长突及部分镫骨由第二鳃弓发育而来，第一咽囊发育为部分鼓室及咽鼓管。在这诸多结构的发育过程中，如果发育受阻，就会导致相应的发育畸形。

(二)临床表现

临床表现除部分可见耳郭及外耳道畸形外，大部分可在出生后相继出现不同程度听力障碍，外耳、中耳发育畸形可导致传导性聋，内耳发育畸形可导致感音性聋。通常外耳、中耳可同时并发畸形，而内耳可单发畸形，也可合并外耳、中耳畸形，可单侧也可双侧。

(三)影像学表现

1. 外耳畸形

主要为先天性外耳道闭锁，普通X线检查及HRCT检查均可诊断，表现为外耳道完全不发育至外耳道不同程度狭窄。HRCT表现更为直观，可分辨骨性闭锁或狭窄及膜性闭锁。

2. 中耳畸形

轴位、冠状CT能够显示中耳腔的发育和气化程度。多数患者合并外耳道闭锁。常见听小骨畸形，锤骨、砧骨畸形的程度可有不同。轴位和冠状图像显示听小骨畸形最佳。锤骨和砧骨融合成一形态不规则的骨块；砧骨长脚变短甚至消失。畸形严重的病例，中耳腔极度发育不良，三块听小骨形成一异位的骨性团块；锤骨或砧骨与上鼓室壁融合，锤骨与上鼓室的融合较砧骨与上鼓室壁的融合多见。CT能够显示听小骨和上鼓室壁之间单纯的骨性融合。镫骨缺如，镫骨形态失常。

3. 内耳畸形

影像学常见的内耳畸形如下。

(1)Michel畸形：在应当出现前庭、耳蜗、半规管的位置，出现大小差异较大的单发的前庭腔。外耳道、中耳一般正常。也可表现为相当于耳蜗的位置为致密骨所替代，而前庭及半规管可发育差或不发育。Michel 畸形通常为双侧同时发病。

(2)Mondini 畸形：较轻的迷路腔畸形，此种畸形以耳蜗发育畸形为特征，耳蜗比正常发育小，表现为耳蜗底圈发育，第二圈及顶圈融合呈囊状，常常伴有前庭导水管、前庭、半规管畸形。

(3)前庭导水管发育畸形：测量导水管外口和总骨脚之间中点的导水管内径的宽度，正常导水管的内径为0.5～1mm。当此点内径＞1.5mm 或＜0.5mm 时为异常，常见导水管扩大。

颞骨畸形还可见到面神经管畸形、半规管畸形、前庭窗畸形以及内听道畸形等。通常见到多种畸形并发。

(四)诊断与鉴别诊断

颞骨畸形的诊断以 HRCT 检查为主，其表现较具特征性。其中，HRCT 后处理技术在诊断部分畸形中起到很重要的作用。因内耳迷路内为淋巴液，MRI T_2 加权像内耳可显影，故可结合 MRI 检查，有助于内耳畸形的诊断，比如前庭导水管扩大患者通常伴内淋巴囊扩大，此征象可在 MRI 上清晰显示。此外，Michel 畸形应和迷路炎硬化相鉴别，后者可见内耳骨迷路的正常轮廓，另外结合病史可鉴别。

三、炎症

耳部常见的炎症是中耳乳突炎。其分类方法很多，按起病缓急和临床特点分为急性和慢性中耳乳突炎；按病原体分为非化脓性和化脓性中耳乳突炎两种；按病理类型分为分泌性和化脓性中耳乳突炎两种。

(一)病因病理

由于儿童有咽鼓管较短、管径较粗等特点，使急性化脓性中耳炎好发于儿童。致病菌以溶血性链球菌、金黄色葡萄球菌、肺炎双球菌及变形杆菌较多见。病理上早期中耳黏膜充血，血浆、白细胞等渗出，鼓室黏膜增厚，随着渗出物增加，鼓室内压力增高，最终可导致鼓膜穿孔。若处置及时，炎症可逐渐消退，病变好转。较大儿童及成人化脓性中耳炎一般并发乳突炎。如果病变治疗不当，病情迁延，累及骨质则演变为慢性化脓性中耳乳突炎。

(二)临床表现

临床上患者表现为如下几个方面。

(1)全身症状：发热、食欲减退等，小儿全身症状较重。

(2)耳部疼痛：表现为耳深部痛，穿孔后减轻。

(3)听力减退：听力逐渐减退，听骨破坏导致传导性聋。

(4)耳漏：鼓膜穿孔后耳内有液体流出，形成胆脂瘤后，可长期持续流脓，并有特殊恶臭。

(三)影像学表现

急性中耳乳突炎的影像学表现取决于颞骨的气化程度及炎症的进展阶段。急性中耳乳突炎不发生于硬化型乳突。急性中耳乳突炎表现为中耳腔及乳突小房呈云絮状改变，炎症进一步发展，范围逐渐扩大。在炎症的早期阶段，乳突小房间隔完整，但是，由于黏膜水肿及浆液脓性渗出而缺乏正常气骨交界面，密度差小，房间隔变模糊。气化良好的岩骨也可发生类似改变。当炎症进一步发展，由于小房间隔骨质疏松变得更加模糊，随之小房间隔破坏融合形成脓腔。

慢性化脓性中耳炎残存的鼓膜通常明显增厚且显影清晰，当病变活动期，中耳腔完全或部分浑浊。慢性乳突炎可见乳突窦、乳突小房不均质浑浊，数量减少，一部分乳突小房间隔由于继发新骨形成而增厚，致使小房容积减少；另一部分则表现为骨质疏松。随着病情进展，晚期乳突小房消失，残留的乳突小房内充填肉芽组织，乳突小房变混浊。当胆脂瘤形成时，可表现为中耳腔或乳突内软组织肿块影，边界清晰，周围骨质硬化增生，多伴听小骨移位破坏。MRI 对于区分炎性渗出、肉芽肿及胆脂瘤是有帮助的。

（四）诊断与鉴别诊断

影像学表现结合病史多不难诊断本病。需要鉴别的疾病有以下几种情况：急性乳突炎的早期特点与浆液性中耳炎相同，无菌性浆液性中耳炎可见渗出液体充满整个中耳腔及乳突小房。由于浆液性中耳炎与急性中耳乳突炎的临床表现明显不同，因此，放射医师必须结合临床才能够做出准确的诊断。胆脂瘤型中耳炎需和肉芽肿及肿瘤相鉴别，CT 增强扫描及 MRI 检查有助于鉴别。结核特异性感染诊断需要结合病史，并对肉芽组织进行病理切片明确诊断。

四、外伤

当头部外伤后伴有脑脊液耳漏、鼻漏，听力丧失、面瘫等症状时应当行颞骨检查。常规 X 线片能够在一定程度上显示颞骨鳞部和乳突部的骨折线影，当骨折累及中耳和岩锥尖时，HRCT 是显示外伤范围必需的检查方法。

（一）病因病理

根据骨折线走行的方向，颞骨骨折可分为纵行骨折和横行骨折。纵行骨折与横行骨折发生比率为 5∶1。因为大多数颞骨骨折呈匍匐状走行，颞骨骨折的此类划分带有一定程度的主观性。典型的纵行骨折累及颞骨鳞部和乳突部，骨折通常累及外耳道并且沿着外耳道的内侧到达上鼓室。典型的横行骨折线与颞骨岩锥长轴垂直，经颈静脉窝顶至迷路达岩嵴上缘。

（二）临床表现

头部外伤的主要临床表现为脑脊液耳漏、鼻漏，听力丧失、面瘫等症状。

（三）影像学表现

纵行骨折线累及乳突者从中颅窝底及鼓室盖向下走行，常常累及外耳道后上壁，也常有骨折线到达外耳道前壁及颞下颌窝。外耳道后壁的骨折向内累及面神经管膝段或其远侧部分，导致临床出现面瘫。纵行骨折向内延伸累及上鼓室导致听骨链错位，鼓室盖骨折常常伴有脑脊液耳漏。纵行骨折可以经过迷路向岩锥延伸，向前延伸最常见，并且累及面神经膝段，甚至继续向内延伸到达颈动脉管，损伤颈内动脉导致外伤后动脉瘤。

大多数横行骨折位于中耳腔的内侧，因而常常累及内耳结构。骨折线向前达中颅窝底，向后累及枕骨。横行骨折常常从颈静脉窝顶向上至弓状隆起的内侧或外侧。弓状隆起外侧走行的骨折线常常累及岬部、前庭、水平半规管、后半规管，偶尔可累及面神经鼓室段；弓状隆起内侧骨折线常常累及前庭、耳蜗、内耳道底及总骨脚，最常见的横行骨折线经过前庭内侧将内耳道分为两段。

（四）诊断与鉴别诊断

耳部外伤有明确的外伤病史，HRCT 检查可清晰地显示骨折线的走行，骨折常会伴发听骨链脱位，而以砧镫关节脱位常见，面神经受损也是耳部骨折常见并发症之一。MRI 对于区分外伤后积血或积液，以及明确面神经的挫伤是有帮助的。

五、肿瘤

(一)球瘤

1. 病因病理

球瘤又称“化学感受器瘤”或者“非嗜铬性副神经节瘤”，是源于微小的球形化学感受器的良性肿瘤。这些小的化学感受器主要存在于中耳岬部或颈静脉窝内。

2. 临床表现

球瘤的临床表现根据肿瘤的部位、大小而不同。肿瘤位于颈静脉窝者称为颈静脉球瘤，可压迫侵蚀相邻的颅神经造成神经瘫痪。肿瘤通常累及中耳，侵蚀听骨链导致传导性耳聋。肿瘤继续增大，累及乳突和外耳道。如果累及内耳，可引起耳鸣、神经性耳聋和眩晕。鼓室球瘤是源于岬部鼓室神经上小的球形化学感受器。早期，病变局限于中耳腔，并且侵犯听小骨。

3. 影像学表现

(1)鼓室球瘤：在 CT 图像上，鼓室球瘤表现为大小不同的软组织肿块，多位于鼓室腔的下部。大的鼓室球瘤占据整个中耳鼓室腔，使鼓膜向外侧膨胀，内侧壁岬的骨质受侵凹陷。肿瘤也可向后侵入乳突，向下累及下鼓室。增强扫描使肿块明显强化。MRI 图像显示 T_1WI 呈等信号，T_2WI 呈高信号。

(2)颈静脉球瘤：CT 表现：①静脉窝扩大，窝周围骨质破坏。②大小不等可强化的软组织肿块从颈静脉窝向中耳腔延伸。当肿瘤逐渐增大，相邻的枕骨常常受侵犯，肿瘤进一步向内下侵犯舌下神经管，甚至到达枕骨大孔。③大肿瘤侵犯岩锥尖并且向颅中窝或颅后窝的硬膜外间隙生长。④肿瘤向下沿着颈静脉走形扩散，这种改变在 MRI 上显示得最清楚。

MRI 能够清晰显示颈静脉球瘤的颞骨外侵犯范围。肿瘤在 T_1WI、T_2WI 表现为中等信号的不均质肿块。肿瘤内可见散在的由病变内高流速血管产生的流空信号，信号强度与其他颅内颅外肿瘤明显不同。当静脉注入对比剂后，肿瘤由中等程度到明显强化。

4. 诊断与鉴别诊断

根据部位及肿瘤的特征性表现，CT 及 MRI 诊断一般较易做出。球瘤虽为良性肿瘤，但生长较大时侵犯较为广泛，鼓室球瘤病变时颈静脉球和颈静脉一般都是正常的，如果肿瘤侵及颈静脉窝则很难与颈静脉球瘤鉴别。鼓室球瘤还应与胆脂瘤、中耳癌相鉴别，CT 增强扫描及 MRI 检查对于鉴别是有帮助的。

(二)恶性肿瘤

耳部的恶性肿瘤常见的是外耳道及中耳乳突的鳞癌，比较少见有肉瘤及转移瘤等，在此仅介绍较常见的中耳乳突部鳞癌。

1. 病因病理

颞骨的原发恶性肿瘤主要是外耳道及中耳乳突的鳞癌，病变主要起自外耳道，源自中耳腔的罕见。所谓的中耳癌，实际上是起自外耳道的环部并且向中耳浸润而来。

2. 临床表现

本病主要临床症状是疼痛和外耳道溢液。由于外耳道的皮肤和骨膜之间缺乏皮下组织，肿瘤很早便侵犯骨膜，导致剧痛。外耳道癌向前可侵犯颞下颌关节，向后可侵犯乳突和面神经，向下累及颈部。向内侧累及中耳，继续向内可累及静脉窝和岩锥。

3. 影像学表现

CT 检查有两方面的作用：一是显示癌肿对颞骨特征性的骨侵蚀，二是显示病变的范围。病变早期，在 CT 上表现为外耳道内不规则的软组织肿块，及相应部位的骨壁侵蚀。如果肿瘤进一步向前下发展，会导致颞下颌关节窝的侵蚀、下颌骨髁突的移位。肿瘤向乳突发展表现为典型的虫蚀样破坏，也常常累及面神经垂直段。

当肿瘤向内侧发展，表现为中耳内软组织肿块。其次，肿瘤经常向下发展侵蚀颈静脉 窝，或向内侵蚀岩锥。最后，颞骨可被完全破坏掉并累及邻近的骨结构。当病变范围超出颞 骨外时，MRI 对于病变颅内颅外的显示优于 CT。

4. 诊断与鉴别诊断

结合临床表现，影像学表现为虫蚀样骨质破坏，CT 增强扫描见不规则肿块增强，可初步做出诊断。本病需要和球瘤及其他恶性肿瘤相鉴别，影像学表现有时不易鉴别，须依赖病理进行鉴别。

第四节　口腔颌面部疾病

一、牙源性囊肿

(一)病因病理

牙源性囊肿发生于颌骨内，与成牙组织有关，常分为如下 3 种。①始基囊肿：囊壁为复层鳞状上皮，囊内为白色角化物，故称角化囊肿；多为单房，可继发感染，周围骨质常见硬化环，下颌较上颌多发。②含牙囊肿：形成于牙周滤泡釉质上皮退变时，周围液体渗入滤泡内，囊腔多连于牙颈部。囊内可含一个或多个未萌出牙或多余牙。③根尖周囊肿：多由于龋齿感染沿牙髓至牙根，根尖处形成慢性炎症，周围液体渗入形成囊肿，囊内有炎症。

(二)临床表现

本病多见于青壮年，囊肿生长缓慢，早期无症状，若继续生长，骨质受压膨胀，骨板菲薄，引起面部畸形，压迫周围结构可产生相应症状。

(三)影像学表现

1. X 线

类圆形的囊状透光区，边界清楚，周围呈线状致密影。含牙囊肿内见牙齿。

2. CT

颌骨内见类圆形囊状低密度灶，边界光滑整齐，周围见硬化边。含牙囊肿内含畸形小牙或正常牙冠，牙冠位丁囊肿内，牙根位于囊外。根尖周囊肿表现为牙根位于囊肿内。

3. MRI

囊肿表现为 T_1WI 低信号，T_2WI 高信号。

(四)诊断与鉴别诊断

本病结合病史及临床表现，影像学诊断不难。

二、成釉细胞瘤

(一)病因病理

成釉细胞瘤又称“造釉细胞瘤”或“齿釉细胞瘤”，是最常见的牙源性良性肿瘤，由成釉器上皮层细胞或齿源性囊肿上皮形成，病理分为实质型、囊肿型和混合型。

(二)临床表现

本病多见于青壮年男性，下颌角磨牙区及下颌支多见，生长缓慢，可恶变；增大时引起颌面部变形，合并感染出现疼痛。

(三)影像学表现

1. X 线

病变区颌骨呈囊状膨胀性改变，骨皮质变薄，单房或多房，后者多见。单房型呈不规则密度减低区，边缘呈分叶状切迹。多房型呈大小不等的类圆形蜂窝状影，分界清楚，囊腔内缘呈分叶状，常有分隔。邻近牙齿因肿瘤挤压移位或脱落。

2. CT

膨胀性多房或单房及蜂窝状低或混杂密度区，囊壁边缘常不规整及硬化，呈半月形切迹。肿瘤边缘或瘤内有骨质增生，增强扫描病灶实性部分强化。

3. MRI

肿瘤信号不均，T_1WI 呈低信号，T_2WI 呈高低混杂信号，增强扫描病灶实性部分强化。

(四)诊断与鉴别诊断

含牙的单房成釉细胞瘤须与含牙囊肿鉴别，前者呈分叶状，边缘有切迹。多囊的成釉细胞瘤与多囊的牙源性囊肿较难鉴别。

三、牙龈癌

(一)病因病理

牙龈癌是颌骨最常见的恶性肿瘤，多为分化较高的鳞状细胞癌，生长较慢。

(二)临床表现

牙龈癌多见于中老年患者，男性多于女性。肿瘤以下颌磨牙区多见，呈菜花样，早期浸润牙槽突及颌骨，引起疼痛，常有颈部淋巴结转移。

(三)影像学表现

1. X 线

晚期牙槽突见不规则骨质破坏。X 线对早期病变难显示。

2. CT

牙周见不规则软组织肿块，向牙槽突浸润，早期呈边界不清的骨质吸收，进一步出现骨质破坏，常呈扇形或虫蚀状，自牙槽突向深部进展。分化较好者，边界较整齐。下颌牙龈癌可侵及口底和颊部软组织，上颌牙龈癌破坏硬腭或上颌窦。

3. MRI

肿块在 T_1WI 呈低信号，T_2WI 呈高信号。低信号的骨皮质信号被长 T_1WI、长 T_2WI 肿瘤组织代替。

（四）诊断与鉴别诊断

早期牙龈癌表现牙龈局限性增厚且无骨质破坏，易与牙龈良性病变混淆，影像学鉴别较困难，必要时需要病理学检查。

四、涎腺肿瘤

腮腺良性肿瘤多见，约占75%，其中以良性多形性腺瘤最常见，其次为沃辛瘤(Warthin瘤)，淋巴瘤、脂肪瘤少见。

（一）腮腺良性混合瘤

1. 病因病理

腮腺混合瘤又称“多形型腺瘤”，多为类圆形肿块，包膜完整，边界清楚，其内见黏液样组织和角化物，可囊变或钙化，少数可恶变。

2. 临床表现

本病多见于青壮年患者，生长缓慢，常无意中发现。

3. 影像学表现

(1)X线：价值较小。造影表现腺体、导管受压移位或腺体内充盈缺损。

(2)超声：类圆形肿块，边界回声清楚，内部回声有3种表现：均质实性低回声；均质实性低回声伴蜂窝样结构；囊实性回声。

(3)CT：圆形或椭圆形软组织密度肿块，较正常腺体密度略高，密度均匀，边界清楚，均匀强化，囊变区不强化。Warthin瘤可见多发小囊。

(4)MRI：信号均匀，T_1WI呈等信号，T_2WI呈略高信号。发生囊变时，其内信号不均匀。

4. 诊断与鉴别诊断

腮腺多形性腺瘤主要与Warthin瘤鉴别。后者多见于中老年人，通常多发或双侧发病，光滑无痛性肿块，影像表现为分叶和多发小囊样改变，其内蛋白成分较多，T_1WI、T_2WI呈高信号为特点。

（二）涎腺恶性肿瘤

1. 病因病理

涎腺恶性肿瘤较常见有恶性多形性腺瘤、黏液表皮样癌、腺癌等。

2. 临床表现

恶性肿瘤少见，多发生于中老年，表现质地较硬的肿块，边界不清清晰，活动度差，因侵犯面神经等结构出现疼痛、面肌痉挛。病变多有突然生长、增大的病史。

3. 影像学表现

(1)X线：早期常无异常发现。较大时下颌骨见不规则骨质破坏区。造影示分支导管排列紊乱扭曲或中断破坏，有对比剂外溢，腺泡内见不规则充盈缺损。

(2)超声：肿瘤形态不规则，边界不清晰，内部回声不均匀。肿瘤中心发生变性坏死，呈靶样回声。

(3)CT：边界不清晰，呈不规则软组织肿块，浸润性生长，增强后不均质强化。病灶周围脂肪间隙消失，中心坏死出现低密度区。患者颈部及颌下区域多有肿大的淋巴结。

(4)MRI：肿块 T_1WI 呈略低信号，T_2WI 呈略高的混杂信号。MRI 较 CT 能更好地显示病变范围及面神经受累情况。

4. 诊断与鉴别诊断

恶性肿瘤须与良性肿瘤鉴别，良性肿瘤一般形态规则，边界清楚光滑，肿瘤密度或信号较均匀。恶性肿瘤影像表现正好相反。难鉴别时可活检。

五、干燥综合征

(一)病因病理

干燥综合征是一种病因不明的慢性全身性炎性疾病，病变可累及涎腺，表现为淋巴组织增生，腺体分泌减少。常伴有某些自身免疫特征的风湿病，可见受累组织内淋巴细胞浸润。

(二)临床表现

本病常伴有口、眼、咽、鼻干燥症状，可伴有其他结缔组织病。

(三)影像学表现

1. X 线

腮腺造影可见主导管边缘不整齐，呈花边样；末梢导管扩张，腮腺内呈点状或球状对比剂聚集，排空时相延迟(正常腮腺造影 5min 后排空)，由于导管上皮完整性消失，周围结缔组织变性，对比剂可外渗。晚期腺体萎缩时，对比剂不能进入，呈肿瘤样充盈缺损。

2. CT

受累腺体体积增大，密度增高，可伴有扁桃体和淋巴结增大。

3. MRI

腺体内液体聚集，T_1WI 呈低信号。

(四)诊断与鉴别诊断

本病的影像学诊断主要依靠腮腺造影检查，主要与成人复发性腮腺炎鉴别，后者一般无明显干燥症状，挤压腮腺有较多的涎液溢出。

第五节　咽　部

一、咽部脓肿

(一)概述

咽部脓肿常发生于咽后及咽旁，患者有发热、咽喉部疼痛等临床症状，为细菌感染所致。

(二)影像学表现

1. X 线

X 线检查一般无明显的阳性发现。

2. CT

CT 平扫轴位图像可显示咽部脓肿，常可见咽后或咽旁单发或多发软组织肿块，密度欠均，其内见更低密度的液性密度灶，边缘欠清晰。CT 强化扫描图像可清晰地显示明显的环状强化，边缘欠清晰。

(三)诊断要点、鉴别诊断及检查方法的比较

1. 诊断要点

(1)常有咽部肿痛和发热病史。

(2)CT 平扫单侧或双侧咽旁囊实性肿块，强化扫描病变呈环状强化。

2. 鉴别诊断

常需与咽旁肿瘤相鉴别，后者一般为软组织肿块，咽旁脂肪间隙消失。

3. 检查方法的比较

X 线和 B 超一般不能对该病做出正确诊断，CT 为本病的首选检查方法。

二、鼻咽癌

(一)概述

鼻咽癌常以鳞状上皮癌多见，腺癌或囊腺癌少见。早期临床上常因肿瘤累及咽鼓管口以急性中耳炎为首发症状，还可表现为鼻阻、鼻出血、张口困难等。

(二)影像学表现

1. X 线

常能显示颅底骨质的破坏，很难直接显示病变。

2. CT

CT 平扫轴位图像常可显示鼻咽部软组织肿块(常以侧壁多见)，肿块密度较均匀，形态欠规则，边缘欠清晰。早期咽旁间隙存在，但肿块常挤压咽鼓管，造成同侧咽鼓管狭窄；中、晚期较典型的表现是咽旁脂肪间隙消失，常伴有颅底骨质破坏及颈部淋巴结转移。CT 强化扫描图像可清晰地显示肿块呈不均质强化，并可显示呈中等强化的颈部淋巴结。

(三)诊断要点、鉴别诊断及检查方法的比较

1. 诊断要点

(1)咽旁软组织肿块。

(2)CT 强化病变呈不均质强化。

(3)咽旁脂肪间隙消失，常伴有颅底骨质破坏和颈部淋巴结转移。

2. 鉴别诊断

常需与咽旁脓肿、咽旁纤维血管瘤等相鉴别。根据其各自的典型特点，一般不难鉴别。

3. 检查方法的比较

CT 检查一般能对该病做出正确的诊断。X 线检查不能显示病变本身，有时能显示颅底骨质破坏等征象。

第六节　喉　癌

一、概述

喉癌大多数为鳞状上皮癌，腺癌很少见。喉癌的好发部位依次为声门区、声门上区和梨状窝，声门下区最少见。以其发病部位可分为声门区癌、声门上区癌、声门下区癌、梨状窝癌等。

二、影像学表现

(一)X 线

常能显示颅底骨质的破坏，很难直接显示病变。

(二)CT

CT 平扫轴位图像上喉癌常表现为喉腔内不规则的软组织肿块，其中声门癌常表现为声带不规则增厚；声门上区癌常表现为发生于会厌或会厌皱襞的菜花样肿块，常侵及喉腔和梨状窝，肿块密度欠均，边缘欠清晰。晚期患者肿块常向周围组织侵犯，伴有周围骨质(如甲状软骨)的破坏及颈部淋巴结的转移。

CT 强化扫描，肿块呈不均质强化，其内可有不规则、无强化、低密度坏死区。部分患者可在持续发音时进行 CT 扫描，以观察声带的活动度，尤其是对声门癌。此方法有利于对声门癌的诊断，声门癌常表现为声带动度差，呈固定状。

三、诊断要点、鉴别诊断及检查方法的比较

(一)诊断要点

(1)喉腔软组织肿块。

(2)CT 强化病变呈不均质强化。

(3)常伴有颅底骨质破坏和颈部淋巴结转移。

(二)鉴别诊断

常需与喉腔息肉等相鉴别。根据其各自的典型特点，一般不难鉴别。

(三)检查方法的比较

CT 检查为该病的首选检查方法；X 线检查只能显示颅底骨质破坏等征象；B 超检查一般不能显示该病。

第七节　颈 部 疾 病

一、腮腺肿瘤

腮腺肿瘤中 90%来自腺上皮，良性肿瘤中以多形性腺瘤最多见，恶性者多为黏液表皮样癌。

(一)病理与临床

良性肿瘤病史长，无痛性包块，质软，边界清楚。恶性肿瘤病史短，侵犯神经引起疼痛和面神经麻痹，侵犯咀嚼肌群发生开口困难。

(二)影像学表现

1. X 线

(1)肿块较大时，平片可显示腮腺区肿块影。

(2)腮腺造影：良性者导管系统受压拉长、弯曲、分离，呈手握球征，导管受压处变细，无破坏中断现象。恶性者导管受压移位、破坏、缺损、中断及对比剂外溢。

2. CT

(1)良性肿瘤呈圆形或分叶状软组织肿块，边缘光滑，等或稍高密度，增强扫描呈轻-中等强化。

(2)恶性肿瘤呈边界不清晰稍高密度影，其内密度不均匀，不均匀强化，有时可见下颌骨骨质破坏，常合并颈部淋巴结肿大。

3. MRI

肿瘤 T_1WI 为低、中等信号，T_2WI 为略高信号或高信号，发生坏死、囊变时 T_1WI 及 T_2WI 信号不均匀。良性肿瘤边界清晰，呈圆形或分叶状。恶性肿瘤呈不规则状，伴淋巴结肿大。良性肿瘤多强化较均匀，恶性肿瘤多为不均匀强化，转移淋巴结呈均匀或环行强化。

(三)诊断与鉴别诊断

1. 腮腺良恶性肿瘤的鉴别

提示恶性可能征象：①肿块边界不清晰，呈弥漫性浸润；②肿瘤中心坏死，显示低密度区或浓淡不均；③肿瘤外形不规则，呈分叶状；④伴有颈部淋巴结增大者。

2. 腮腺内外肿瘤的鉴别

腮腺深叶的多形性腺瘤需与咽旁肿块鉴别，一般腮腺深叶肿块与腮腺组织之间无脂肪组织，而腮腺外肿瘤与正常腮腺组织之间常有一脂肪线分界；腮腺深叶肿块常通过茎突与下颌角间通道突向茎突前区，常将咽旁间隙向内推移，颈内动静脉推向内后方，而茎突后区的神经鞘瘤、副神经节瘤及淋巴性肿块常将咽旁间隙向前、外推移，将颈内动静脉推向前方。

二、甲状腺肿瘤

(一)病理与临床

甲状腺肿瘤分为良、恶性。良性主要为腺瘤，占甲状腺疾病的60%。恶性为甲状腺癌，以乳头状癌为多见，女性多见，以20～40岁多见；可引起音哑、呼吸困难；恶性肿瘤半数左右发生颈部淋巴结转移。

(二)影像学表现

1. X 线

平片可发现甲状腺区钙化、气管受压等征象。

2. CT

(1)腺瘤表现为圆形、类圆形边界清楚的低密度影，不强化或轻度强化。

(2)癌则呈形态不规则、边界不清晰的不均匀低密度影，其内可见散在钙化及更低密度坏死区，病变与周围组织分界不清，颈部淋巴结肿大，不均匀明显强化，转移淋巴结多呈环状强化。

3. MRI

(1)腺瘤 MRI 表现为甲状腺内单个或多个结节，边界清楚，由于瘤内成分不同，其信号也不同，T_1WI 多为稍低或等信号，T_2WI 皆为高信号。

(2)腺癌 T_1WI 呈边界不规则的低-中等信号，T_2WI 均呈高信号，均质或不均质，偶可有不完整包膜，囊性变者壁厚薄不均，钙化为低或无信号。

(三)诊断与鉴别诊断

主要是甲状腺良、恶性肿瘤的鉴别。良性一般边界清楚；恶性多边缘不规则，钙化灶多见于恶性，有颈部淋巴结肿大者多为甲状腺癌。甲状腺位置表浅，常能行穿刺细胞学检查确诊。

三、颈部淋巴结肿大

(一)颈部淋巴结结核

颈部淋巴结结核较常见，多见于年轻人，一侧或双侧发生，以一侧多见。

1. 病理与临床

肿大的淋巴结常多个发生，大小不一，直径多在 1～2cm，可互相融合。病理上多有干酪样性变。临床上多以颈部肿块就诊，无痛，可移动。若局部皮肤形成窦道则有豆渣样或米汤样脓液流出。此外，尚有盗汗、血沉加快等全身症状。

2. 影像学表现

CT 和 MRI：①示颈部胸锁乳突肌前后缘单个或多个结节影，常多发，直径为 1～2cm；②病灶边界清楚；③CT 密度与肌肉、血管接近，边缘密度高于中心；MRI 上 T_1WI 为等或低信号，T_2WI 为高信号，中央部分 T_1WI 信号更低，T_2WI 信号更高；④增强扫描后结节呈边缘性环形强化。

3. 诊断与鉴别诊断

(1)一般融合病灶在转移瘤或淋巴瘤多较大，而结核多偏小。

(2)增强扫描多数结核病灶因干酪坏死而呈环形强化，而转移瘤或淋巴瘤不坏死者呈均匀一致强化，故环形强化相对较少。

(3)转移瘤可侵犯颈静脉、甲状腺等颈部组织，且患者年龄较大，有原发癌病史，淋巴瘤则多伴有全身症状及其他部位淋巴结肿大。

(二)颈部淋巴结转移瘤

颈部恶性肿瘤中有 20%为原发肿瘤，80%为继发性，其中 80%来源于头颈部恶性肿瘤，20%来源于胸腹部肿瘤。

1. 病理与临床

颈部淋巴结的转移癌大多为鳞状细胞癌，主要来自口腔、鼻窦、喉及咽等处；腺癌则多来自甲状腺癌，涎腺、鼻腔肿瘤居多；来自乳腺、胃、肠等，多出现在锁骨上区淋巴结。临床上，以颈侧区及锁骨上窝淋巴结肿大为主要表现。

2. 影像学表现

(1)CT：乳突下区、颌下区、颈动脉间隙内多发大小不等软组织密度肿块，边缘清楚或不清楚，部分融合。增强扫描病灶呈轻度强化，与血管明显区分，无坏死者密度均匀；中央坏死液化呈环形强化，环壁厚，不规则，可侵犯颈静脉引起静脉癌栓，或侵犯颈部其他结构。

(2)MRI：①转移淋巴结 T_1WI 呈等信号，或略低信号；T_2WI 呈等信号或高信号；②信号是否均匀取决于有无坏死囊变等；③增强扫描后，未坏死的淋巴结呈均匀中等程度强化，而坏死囊变的淋巴结呈不规则环形强化，中心坏死囊变区不强化。

3. 诊断与鉴别诊断

淋巴结转移瘤需与淋巴结结核、淋巴瘤及神经鞘瘤鉴别。正电子发射计算机断层扫描(PET)在发现淋巴结转移瘤方面具有很高的敏感度和特异性。

(三)颈部淋巴瘤

本病是原发于淋巴结的恶性肿瘤，包括霍奇金与非霍奇金淋巴瘤，为青年人颈部淋巴结肿大常见的原因。

1. 病理与临床

临床上多见于青壮年，一侧或双侧，以双侧多发、散在淋巴结肿大为多见，病灶稍硬，无压痛，可推动，以后相互融合，生长迅速，患者可有不规则发热、消瘦等症状，还有其他部位淋巴结肿大，肝脾肿大等。

2. 影像学表现

CT 和 MRI：示单侧或双侧多发淋巴结肿大，肿块常较大，病灶可融合成团块且融合灶较大，CT 呈低密度，MRI T_1WI 为等信号或略低信号，T_2WI 为高信号。较小病灶密度均匀，较大的病灶部分不规则坏死，但一般坏死较少见。增强扫描病灶轻度强化。

3. 诊断与鉴别诊断

本病诊断主要依据于穿刺或手术病理活检，CT、MRI 可提示诊断或显示肿大淋巴结的数目及范围。

四、血管疾病

颈部有丰富的血管，且可有很多变异，有时需与颈部肿物鉴别。

CT 平扫不能鉴别血管或非血管性肿物，必需行增强扫描，避免将血管或血管性病变误诊为非血管性病变。

迂曲的颈内动脉可以表现为咽后肿物，迷走的右锁骨下动脉可以压迫食管引起吞咽不适，应注意避免误诊为淋巴结肿大。颈内动脉瘤需与颈动脉间隙内的肿物鉴别。

颈内静脉左右大小多不对称，右侧大于左侧为多数。颈动、静脉内均可有血栓形成，CT 增强后表现为血管内低密度区。

正确诊断血管性病变或变异的关键是。①恰当的检查方法；②把血管性病变或变异列入颈部肿物鉴别诊断的范围内。

第七章　循环系统

第一节　正常影像学的表现

一、X线表现

(一)心脏大血管的正常X线投影

心脏是一个不规则的几何体，各心房、心室和大血管相互重叠。在X线上都投影在一个平面上，无法从单一位置上全部显示出来。因此，必须从不同位置投照，才能使各个房室及大血管的边缘显示出来。

(1)后前位：正常心脏和大血管投影于胸廓正中稍偏左，分为左、右两个边缘。①心右缘分为上、下两个弧段，上段为上腔静脉和升主动脉的复合影，下段为右心房的投影，右心缘与膈顶相交成一锐角，为右心膈角。该处有时可见到斜向外下方的三角形阴影，为下腔静脉或肝静脉的投影。②心左缘分为上、中、下三个弧段。上段为主动脉弓降部的投影，呈半圆形外凸，称主动脉结。中段内凹或平直为肺动脉段，亦称心腰，是肺动脉主干和左肺动脉起始部的投影。下段是左心室的边缘，呈明显向左凸出的弧形阴影，最远端称心尖。左心室的上方为左心耳，正常时与左心室分不开。左心室与肺动脉段的搏动方向相反，两者的交点称为相反搏动点。在左心膈角区可见到较淡薄的阴影，为心包脂肪垫，以肥胖体型者较明显。

(2)右前斜位：心影位于胸骨与脊柱之间，分前、后两缘。①心前缘与胸壁之间有一尖端向下的透亮区，称心前间隙。心前缘分为三段。上段为升主动脉投影。中段为肺动脉段和右心室漏斗部的投影。下段向前下方斜行，为右心室的投影。②心后缘分为两段。上段为左心房，下段为右心房，两者之间重叠无明确界限。左心房后方紧贴食管，因此，投照时应服钡剂，根据左房段食管是否受压移位来判断左心房是否增大及增大的程度。正常时，该处食管可见到浅弧形压迹。

(3)左前斜位：此位置几乎将心脏左、右平分。右心在前，左心在后。心房在上，心室在下。可使升主动脉、主动脉弓与部分降主动脉基本展开，呈拱形投影。拱形下方透亮区，称主动脉窗。在窗内可见到气管分叉、主支气管和肺动脉。心前缘分为上、下两段。上段为右心房，下段为右心室的投影。心后缘上段为左心房，下段弧形外凸的为左心室的投影。正常时，左心室应与脊柱分开。在左心室下部与膈肌和脊柱之间构成三角形透亮区，称为心后三角间隙。

(4)左侧位：心脏、大血管位于纵隔的前半部，分前、后两缘。心前缘自上而下为升主动脉、肺动脉段和右心室的投影。它们与胸壁之间呈一尖端向下的三角形透亮区，称胸骨后间隙。心后缘上部为左心房，下部为左心室构成。其边缘斜向前下方与膈形成锐角。心后缘最下段与膈上食管前之间有一小的三角形透亮区，称为心后食管前间隙。

(二)心脏形态

在后前位上，根据心脏纵轴与水平线夹角的大小，正常心脏分为3种形态。

(1)横位心：心脏纵轴与水平面的夹角＜45°时，称横位心，见于矮胖体型者。胸廓宽而短，膈肌位置高，心影横径大，心膈接触面延长，心胸比率常＞0.5。

(2)斜位心：心脏纵轴与水平面的夹角约为45°，心膈接触面适中，心胸比率约为0.5，心腰平直。见于身材匀称型，也是最常见的心型。

(3)垂位心：心脏纵轴与水平面的夹角＞45°，心膈接触面小，心胸比率＜0.5。见于瘦长体型者，肺动脉段较长而稍凸。胸廓狭长，膈肌位置低，心影狭小呈垂位型改变。

(三)心脏大小

测量心胸比率是确定心脏有无增大最简单的方法，即心脏最大横径与胸廓最大横径之比。正常成人心胸比率等于或＜0.5。

二、心血管造影表现

心血管造影不但可显示心脏、大血管的内腔解剖结构，还可以了解心功能的变化、血流动力学的改变及有无异常通道等。正常造影表现如下。

(一)腔静脉与右心房

正位时，上腔静脉位于上纵隔右侧，几乎垂直向下进入右心房上部，两者之间没有明显分界。侧位时，上腔静脉居中略偏前，位于气管前方。下腔静脉较短，位于后心膈角处，穿过膈肌后即进入右心房下部。右心房是一个椭圆形的心腔，位于脊柱的右缘。正位时右心缘下段完全由右心房所构成。侧位时，右心房位于心影中下方略偏后，居于右心室和左心房之间，右心房的后缘和上、下腔静脉连成一线。

(二)右心室与肺动脉

右心室在侧位居于心脏前下方，与右心房部分重叠。正位时，居于中间，略呈直立的三角形。其右侧以三尖瓣与右心房相连，底部左侧为右心室的心尖部，两者之间即右心室流入道。自右心室尖部向上至肺动脉瓣，即右心室流出道。该段上部近肺动脉瓣区略呈锥管形，为右心室漏斗部，位于中线稍偏左侧。

肺动脉主干起自右心室漏斗部上端，两者之间分界为肺动脉瓣。肺动脉主干向左上斜行，其左缘构成左心缘第二弓，即肺动脉段。其上端于脊柱左缘分成左、右肺动脉。侧位片，右心室漏斗部与肺动脉主干位于心前缘上部，呈弧形偏向后方略呈水平走行。左、右肺动脉近端相互重叠。

(三)肺静脉与左心房

近肺门处，两侧肺静脉汇合成较大的上、下肺静脉与左心房相连。右侧下肺静脉近端，多呈水平走行引入左心房。左心房在正位片上位于心脏上部，略偏左侧，呈横置的椭圆形，大部分位于心影内，仅左心耳向左前方凸出。侧位片，左心房位于心影后上部，呈椭圆形，前下方与左心室相延续。

(四)左心室与主动脉

左心室在心脏中是最大的腔，壁最厚，前后位呈斜置的椭圆形，位于心影的左半部，下端指向左下方，形成左心缘的心尖部。左心室上端有主动脉瓣附着于主动脉的起始部。自左房室瓣至心尖为左心室的流入道。自心尖至主动脉瓣为左心室的流出道，呈圆筒状，边缘光滑。侧位片，左心室位于左心房的下方，略呈三角形。主动脉起自左心室流出道上端，两者之间有主动脉瓣相隔，在瓣叶相对的主动脉根部有3个半圆形膨大的为主动脉窦。

(五)冠状动脉

正常时分左、右冠状动脉及其分支。左冠状动脉起自左冠状窦外侧壁，主干变化较大，长度从数毫米到5cm，大多为1～2cm，分前降支和回旋支，主要向左心室供血。右冠状动脉起自右冠状窦外侧壁，主干较长，分右圆锥支、心室支、心房支及后降支等。正常冠状动脉及其分支在造影片上自近端向远端缓慢移行变细，走行自然，轮廓光滑整齐。

三、CT表现

(一)心脏标准体位

(1)横轴位：是最常用的标准体位，它清楚显示心脏和大血管结构。

(2)短轴位：垂直于左房室瓣到心尖连线的层面。它清楚显示左心室各壁心肌情况。

(3)长轴位：平行于室间隔和左房室瓣到心尖连线的层面。主要观察瓣膜(主动脉瓣和左房室瓣)、左心室流出道和心尖部情况。

(二)冠状动脉

正常冠状动脉分为左、右两支，起于主动脉窦，分布在心外膜下和心肌壁内、外，并将血液运输到心脏毛细血管床的血管。冠状动脉检查常用三维容积重建、曲面重建、最大密度投影等后处理重建技术，观察血管的形态和解剖关系。

(1)左冠状动脉：走行于肺动脉干与左心耳之间，它的主干即左主干，很短，仅0.5～2.0cm。左冠状动脉一般分为前降支和左回旋支，两支间也可发出中间支。前降支向前下走行，旋支沿房室沟环绕向后。前降支沿途又可发出对角支、右心室前支、左圆锥支和前间隔支，供应部分左心室、右心室前壁及室间隔前2/3的血液。左回旋支沿途发出钝缘支、左心室前支、左心室后支、左心房支、房间隔前支，供应左心房壁、左心室外侧壁、部分左心室前后壁。

(2)右冠状动脉：右冠状动脉走行于肺动脉主干根部和右心耳之间，通过心脏右缘至心脏膈面，在后室间沟与房室沟的交叉点附近分为左心室后支和后降支，右冠状动脉沿途发出后降支、左室后支、锐缘支、右圆锥支、右室前支、右房动脉，右冠状供应右心房、右心室后壁与心脏膈面的大部分心肌。

四、MRI表现

心脏检查与CT检查体位相同，有横轴位、长轴位、短轴位。

(一)心肌

在自旋回波序列中，呈中等信号。右室壁较左室壁薄，厚度约为左室壁的1/3。正常左室壁厚度在收缩期比舒张期至少增加30%。

(二)心内膜

呈细线状，心内膜较心肌信号略高。

(三)瓣膜

呈中等信号，清楚显示形态和功能。

(四)心包

在自旋回波序列中，呈线样低信号，厚度不超过4mm。

(五)冠状动脉

由于 MRI 空间分辨率低，致使冠状动脉显示尚不理想。

五、USG 表现

(一)M 型超声心动图常见波群与曲线

1. 心底波群

主动脉前后壁位于图像中央，呈两条平行的回声反射，其内可见主动脉瓣开放与关闭的纤细回声。心前区胸骨左缘第 3 肋间可探及此波群，自前至后依次为胸壁、右心室流出道、主动脉根部及左心房。在此图像上可清晰显示右心室流出道有无增宽或狭窄，确定主动脉宽度，观察心房大小。

2. 左房室瓣波群

在胸骨左缘第 3—4 肋探测，正常人左房室瓣前叶曲线呈双峰，依次称 A、B、C、D、E、F、G。A、E 两峰位于心电图 P 及 T 波之后，分别表示心室缓慢充盈期(心房收缩所致的心室被动充盈期)和快速充盈期(心室舒张所致的心室主动充盈期)，C 点位于第一心音处，表示左房室瓣关闭。D 在第二心音后等长舒张期之末，左房室瓣由此时起开放。

(1)心室波群：一般在第 4 肋间探及，自前至后依次为胸壁、右心室前壁、室间隔、左心室腔与左心室后壁。该波群为测量左心室腔内径、室间隔和左心室后壁厚度的标准区。

(2)右房室瓣波群：胸骨左缘第 3—4 肋探头声束向内偏斜可见此波群，呈双峰曲线，与左房室瓣相似，单位制表浅，依次见胸壁、右心室前壁、右房室瓣、右心房。

(3)肺动脉瓣波群：在胸骨左缘第 2—3 肋可见，通常为后瓣曲线，收缩期开放，曲线向后；舒张期关闭，曲线向前。

(二)二维超声心动图常用的基本切面图像

(1)胸骨旁左心长轴观：此图能清晰显示右心室、左心室、左心房、室间隔、主动脉、主动脉瓣与左房室瓣等。

(2)胸骨旁短轴观：根据检查平面的不同高度，在心底短轴观，可显示主动脉根部及其瓣叶、左心房及左心耳、右心房、右房室瓣、右心室、肺动脉瓣、肺动脉近端、肺房沟及左冠状动脉主干等。在左房室瓣水平短轴观，可见左、右心室腔，室间隔与左房室瓣及瓣口等。对观察左房室瓣的形态、厚度、开放面积有重要作用。在乳头肌水平短轴观，可观察左心室、右心室大小，心壁活动与乳头肌状态等。

(3)心尖四腔观：在图像上，室间隔起于心尖，向远端伸延。见房间隔，十字形交叉位于中心处，向两侧伸出左房室瓣前叶和右房室瓣叶。左房室瓣口及右房室瓣口均可显示。由于室间隔、房间隔连线与左房室瓣、右房室瓣连线呈十字形交叉，将左、右心室，左、右心房清晰地分成 4 个腔室，故称四腔观。

(4)剑突下四腔观：此图所显示的房间隔光带与声束方向垂直，回声失落少，对诊断房间隔缺损的准确性较高。

(5)主动脉弓长轴观：探头位于胸骨上窝，可显示主动脉弓及主要分支和右肺动脉等。

(三)频谱多普勒超声心动图检查

在进行检查时，不同部位可记录多种有规律的频谱曲线。曲线横轴代表时间，纵轴代表频移大小或血流速度。从频谱曲线上可了解血流性质、方向、流速、测量血流容量、估测压力差、测量狭窄瓣口面积以及判断反流和分流等。

(1)主动脉瓣口血流频谱：频谱出现于收缩期，于基线下方，速度峰值位于频谱前半。

(2)肺动脉瓣口血流频谱：其形态与主动脉瓣口血流频谱类似，但其速度峰值位于频谱中央。

(3)左房室瓣口血流频谱：频谱出现于舒张期，呈双峰，位于基线上方。前一峰位于舒张早期，为左心室快速充盈期；后一峰位于舒张晚期，由心房收缩而产生。

(4)右房室瓣口血流频谱：与左房室瓣口者类似，只是速度偏低。

(四)彩色多普勒超声心动图

用彩色编码红、蓝、绿三基色显示血液频移信号。朝向探头的正向血流以红色代表；背离探头的负向血流以蓝色代表；湍流方向复杂多变，以绿色代表。速度愈快者彩色愈鲜亮，速度缓慢者彩色较暗淡。彩色多普勒血流成像不仅能清楚地显示心脏大血管的形态结构与活动情况，而且能直观和形象地显示心内血流的方向、速度、范围、有无血流紊乱及异常通路等，故有人称之为非损伤性心血管造影法。正常左房室瓣口和右房室瓣口血流在心尖四腔观和左心长轴观上，显示为舒张期朝向探头的红色血流信号，而在左心室流出道和主动脉瓣口的血流，显示为收缩期背离探头的蓝色血液信号。肺动脉瓣口血流在心底短轴观上，显示为收缩期背离探头的蓝色血流信号。

第二节　不同成像技术的临床应用

一、X线检查

(一)普通X线检查

从目前的临床应用上，X线片可以粗略判断心脏大小、外形的改变，观察心脏的搏动和肺血的改变。

(1)透视：透视可以观察心脏和大血管的位置、形态、轮廓及搏动情况。

(2)心脏摄片：常规投照分为后前位(患者前胸壁紧贴暗盒，X线通过人体是从后到前的顺序，因此称后前位)、右前斜位、左前斜位和左侧位，从不同角度观察心脏各房室和大血管的改变，目前应用较少，多采用超声进行观察。

(二)心血管造影检查

心血管造影是指将造影剂注入心脏、大血管内，以观察心脏解剖结构、运动和血流状态及大血管病变的X线检查方法。造影同时常进行介入治疗。

二、CT检查

心脏检查对CT设备要求高，目前应用的主要设备有多层螺旋CT和电子束CT。

(一)CT设备

(1)MDCT是1998年开始生产，随着64排CT的普及，冠脉的图像质量和检查成功率明显提高。目前已经得到临床认可，越来越多的患者接受这种无创性的冠脉CTA检查。多层螺旋CT冠脉CTA是应用容积数据扫描、回顾性心电门控和CT增强扫描技术获取心脏的高分辨率图像数据，并通过相应的后处理软件对数据进行分析处理，以获取高分辨率的心脏和冠脉图像。对获得的原始信息进行三维容积再现、曲面重组和最大密度投影等图像重建。

(2)电子束CT，又称超高速CT和电影CT，具有较高的时间分辨力(50～100ms)，因为空间分辨率较低，造价昂贵，故尚未被广泛采用。

(二)MDCT检查方法

包括平扫和增强扫描，平扫常用于检查冠脉钙化，增强扫描用于心脏和冠脉的检查。其主要检查步骤如下。

(1)检查前控制心律，心律一般以50～70次/min为宜，心律过快，可以服用β受体阻滞药(美托洛尔25～50mg)，使用心电门控。心律失常影响图像质量，出现血管模糊、中断、阶梯状伪影。

(2)扫描前进行呼吸训练，按照呼吸指令，扫描过程中屏气，同时保持胸壁不动。

(3)使用高压注射器，根据不同设备、患者体重，确定造影剂量和流速。

(4)扫描：一般先平扫，以进行冠脉钙化情况(钙化积分)，然后采用造影剂示踪技术或小剂量测试法确定延迟时间。扫描后根据需要，进行不同参数的图像重建，以便于后处理。

(三)MDCT在心血管疾病中的应用

主要应用于心脏冠状动脉系统疾病的诊断，评估心脏功能和心肌灌注情况，观察心脏瓣膜的运动和室壁的运动情况及全身血管的检查等。

三、MRI检查

随着MRI硬件和序列等技术的发展，在心脏MRI检查方面得到迅速发展，其主要优势有一次MRI检查可以得到心脏形态、功能、灌注等多方面信息，可对心脏进行综合评价。

(一)检查序列

心脏MRI的基本检查序列可分为两大类，自旋回波序列及梯度回波序列。根据图像中血流的信号特点，又分为黑血序列和亮血序列。黑血序列应用于心脏结构的检查，而亮血序列常应用于心脏功能、心肌灌注和心肌活性检查。

(二)成像方位

根据体轴，分横轴位、冠状位、矢状位；根据心轴，分短轴位、长轴位，包括两腔心和四腔心。

(三)心肌灌注成像

通过首过法和延迟法，观察造影剂通过心脏时的心肌信号强度变化，细胞内外间隙分布情况，判断心肌有无缺血和心肌活性。

四、USG检查

超声心动图是一种既可观察心脏大血管的大小、形态和结构，了解心脏的收缩舒张功能和瓣膜的启闭活动，又能实时显示心血管内血流状态的检查方法。该方法包括M型超声心动图、二维超声心动图、频谱多普勒超声心动图和彩色多普勒超声心动图。M型超声心动图有较好的时间分辨力，能精确地辨别瓣膜及室壁运动的时相。二维超声心动图有较好的空间分辨力，能清晰、直观、实时地显示心脏各结构的空间位置、连接关系等，是超声心动图的基本检查方法。多普勒超声心动图应用多普勒效应实现对心脏和血管内血流的时相、方向、速度和状态进行检测。对于某些先天性心脏病和后天性瓣膜病，超声检查可取代有创性心血管造影检查，直接指导临床治疗方法的选择。超声心动图检查除上述常规的检查方法外，还有以下一些特殊的检查方法。

(一)经食管超声心动图

该方法对评价左侧心瓣膜的形态与功能、诊断房间隔缺损、显示左心房及左心耳血栓与肿瘤、瓣膜赘生物、主动脉夹层等方面均优于常规经胸壁超声检查。

(二)心脏声学造影

根据造影途径、造影剂种类以及检查目的的不同，分为右心声学造影、左心声学造影和心肌声学造影。右心声学造影是经周围静脉注入造影剂，用于心脏解剖结构的识别，确定先天性心脏病有无右向左分流以及分流的部位，如诊断左位上腔静脉、肺动静脉瘘、右向左分流的房间隔缺损等。左心声学造影是经外周动脉导管插入左心腔或主动脉，确定先天性心脏病有无左向右分流以及分流的部位，如房间隔缺损、室间隔缺损、动脉导管未闭等。心肌声学造影是经周围静脉注入造影剂。此类造影剂能够通过肺循环到左心，进入心肌微循环，帮助了解心肌的灌注情况，以判别心肌缺血、心肌梗死以及缺血心肌的存活性。右心和左心声学造影常用的声学造影剂有过氧化氢溶液、二氧化碳、生理盐水、声振葡萄糖等。心肌声学造影目前常用的是声诺维。

(三)心脏功能测定

主要用于左心收缩功能和舒张功能的测定。左心收缩功能的评价指标大致可归纳为流量指标、时间指标和泵功能指标，主要包括 SV、EF、FS、LVET、ICT 等。测量左心泵血功能时主要根据左心室内径的测值来推算左心室容量，再根据容量的变化求出心排血量，继而计算出射血分数。二维超声心动图能显示左心室的断面，多个断面进行综合分析，可以对左心室功能做出比较全面的评价。多普勒超声方法可以计算各瓣口的血流速度，如乘以二维超声心动图测量的瓣口面积，可得到各瓣口的血流量。许多心脏疾病的早期主要表现为舒张功能障碍，超声心动图尤其是脉冲多普勒超声心动图可以无创的评价左心室舒张功能，评价指标可归纳为时间指标、速度指标和充盈分数，主要包括 E 峰加速时间、E 峰减速时间、E 峰峰值速度、A 峰峰值速度以及 E/A 等。

(四)介入性超声心动图

指在超声引导下对某些心脏疾病进行检查、诊断和治疗。该方法包括心包穿刺及置管 引流、心包活检及心包开窗术、心内膜心肌活检术、漂浮导管球囊定位、经皮球囊导管左房室瓣分离术等。

(五)血管内超声

指将尖端带有微型超声探头的导管插入血管内直接显示血管病变的检查方法。可用于了解血管壁的厚度及其病理特征、显示动脉粥样硬化斑块、血管壁上的血栓、评价冠状动脉成形术的治疗效果等。

第三节 大血管病变

一、主动脉瘤

胸腹主动脉的病理性扩张称主动脉瘤。

(一)分类

1. 按病因分类

主要有动脉硬化性主动脉瘤，中层囊性坏死性主动脉瘤(即马方综合征)，先天性主动脉瘤，创伤性主动脉瘤(多属假性动脉瘤)，感染性主动脉瘤。

2. 按动脉瘤的形态分类

(1)梭形动脉瘤，瘤体呈梭形，提示病变范围较广，中间部位的病情较重。

(2)囊状动脉瘤，主动脉壁呈局限性破坏，瘤体呈囊袋状偏侧突出。

(3)混合型动脉瘤，多数在梭形动脉瘤基础上并发囊状凸出，少数为梭形和囊状动脉瘤分别发生于主动脉的不同部位。

3. 按动脉瘤所在的部位分类

可将动脉瘤分为升主动脉、主动脉弓和降主动脉三类。

4. 按动脉瘤的病理改变分类

(1)真性动脉瘤，瘤壁由发生病理损害的主动脉壁全层构成。

(2)假性动脉瘤，瘤壁由较厚的血栓构成，无主动脉壁的全层结构或仅有内膜面的纤维组织覆盖。

(二)临床表现

本病的主要症状为疼痛，多为钝痛，少数为胸腹部的剧烈疼痛。主动脉升弓部动脉瘤的疼痛常位于胸骨后，弓降部动脉瘤的疼痛多向背部放射。动脉瘤产生压迫症状时，如压迫气管及支气管，导致呼吸困难、咳嗽，严重者引起支气管炎、支气管扩张、肺不张及肺脓肿；压迫喉返神经，患者出现声音嘶哑和失声；压迫食管产生吞咽困难；压迫脊神经可引起下肢刺痛和麻木，个别人可致截瘫。升主动脉瘤合并主动脉瓣关闭不全者，可有劳累后心悸气短。晚期动脉瘤可破入气管或食管，导致大咯血或大呕血。

动脉瘤的体征有胸部搏动性肿块；压迫上腔静脉产生上腔静脉阻塞综合征者，出现颈面部肿胀、发绀、颈静脉和胸壁静脉怒张等；有主动脉瓣关闭不全者，主动脉瓣听诊区可闻及舒张期杂音；压迫交感神经者，可有霍纳综合征。动脉瘤局部可闻及收缩期杂音。

(三)影像学表现

1. X 线

胸主动脉瘤主要表现为纵隔增宽或者出现与主动脉密不可分的肿块影，后者可呈梭形或囊状，透视观察其边缘有扩张性搏动。若升主动脉壁有钙化，则有利于梅毒性主动脉瘤的诊断。此外，还可显示气管、食管的受压、移位、变形，脊椎或胸骨的侵蚀性骨质缺损等征象。

2. 超声心动图

M 型和二维超声心动图可显示胸腹主动脉瘤，明确其部位、形态、范围，发现附壁血栓。但是难以确定主动脉瘤与其主要分支的关系，受声窗的限制，有时难以获得满意的图像。

3. X 线主动脉造影

既往，X 线主动脉造影是诊断本病的确证性方法，可清楚显示主动脉瘤的部位、形态、范围，明确动脉瘤与主动脉分支血管的关系。若对比剂进入主动脉周围组织，则提示动脉瘤壁不完整。对升主动脉动脉瘤而言，还可明确是否累及主动脉窦和冠状动脉充盈情况。但是，该方法属于创伤性检查，不能显示主动脉及动脉瘤的壁，以及瘤腔内的附壁血栓，为其缺点。

4. CT 和 MRI

普通 CT 增强扫描主要是人的体轴横断位图像，可显示主动脉瘤，测量瘤体径线，对瘤壁钙化和附壁血栓十分敏感，但是显示动脉瘤与其主要分支血管的关系欠佳。MSCT 为容积扫描，根据 CTA 的各种重建图像可准确、全面地显示本病的形态。

MRI 不用对比剂即可获得与 CT 相当的诊断效果，结合应用造影增强 MRA，总体上诊断效果优于 CT。但是 MRI 对钙化不敏感。

目前，作为无创伤性检查方法，MSCT 和 MRI 已经能取代 X 线主动脉造影成为本病确诊的检查方法。

(四)鉴别诊断

本病主要应该与主动脉夹层相鉴别，后者可见内膜片、真假腔，以此为主要鉴别要点。

二、主动脉夹层

主动脉夹层是由各种病因所致主动脉壁中膜弹力组织和平滑肌病变，在高血压或其他血流动力学变化的促发下，内膜撕裂，血液破入中膜，将主动脉壁分为双层，形成主动脉壁间血肿，并进一步扩展的一种主动脉疾病。

(一)病理与临床表现

主动脉壁中膜血肿是本病的主要病理改变，约 90%的病例在动脉内膜有一个破口，血肿将中膜撕裂、剥离，形成假腔并不断向远端延伸，可累及髂股动脉。部分由血栓闭塞破口或中膜内出血而无破口者，称主动脉壁内出血。夹层可累及主动脉分支，由于假腔内压力较大，常继发主动脉破裂，导致患者死亡；或者在远端形成再破口，使血液向主动脉腔内引流、减压，而使患者存活。

患者主要临床表现为突发性撕裂性胸痛。查体表现多为血压升高，脉压加大，可有一侧脉搏减弱或消失，主动脉瓣区可闻及舒张期吹风样杂音，胸锁关节或胸骨上窝触及搏动性肿块。若累及颈动脉可引起偏瘫、昏迷、反射异常等；累及腹腔动脉或肠系膜动脉时可引起恶心、呕吐、腹泻、腹胀等。心电图示左心室肥大，非特异性 ST-T 改变。

(二)影像学表现

1. X 线

急性主动脉夹层可见一侧或两侧上纵隔增宽，边缘模糊，若主动脉壁有钙化，可见钙化灶内移，心脏多呈“主动脉型”，左心室增大。慢性主动脉夹层示主动脉弓、降部普遍扩张，边缘清楚。透视见主动脉搏动减弱或消失。

2. 超声心动图

二维超声心动图可见主动脉腔内分离的内膜片，随血流摆动；主动脉分为真、假双腔，假腔内可见较强回声的血栓；可有心包和(或)胸腔积液。M 型超声心动图可见主动脉根部扩大，主动脉壁由正常单条回声带变成两条分离的回声带。多普勒超声心动图示夹层双腔血流，通常假腔的血流速度较慢。经食管超声心动图显示降主动脉夹层的效果更佳，更容易显示破口，但是显示升主动脉病变的能力较差，需结合应用传统经胸超声心动图。

3. CT

平扫示主动脉增粗，主动脉壁钙化内移，管壁增厚。可见并发的纵隔血肿、心包和(或)胸腔积液等征象。增强扫描能清楚显示真、假腔及假腔内的血栓，亚急性期主动脉夹层通常真腔较小，受压变形，密度较高，而假腔较大，密度较低。假腔内低密度血栓无强化，多数能显示低密度线状内膜片分隔真、假腔。CT 通常难以显示动脉夹层的破口。

4. MRI

心电门控自旋回波 T_1 加权像能清楚显示主动脉夹层的真、假腔，内膜片及破口，亚急性期主动脉夹层多数真腔较小，呈无信号或低信号，假腔较大，因血流缓慢呈等至高信号，真、假腔之间的线状等信号为内膜片，破口表现为内膜局限性中断。MRI 还可显示假腔内附壁血栓，呈中至高信号。MRI 亦能显示主动脉分支受累情况，发现其受压、变形、狭窄或因假腔剥离所致的管腔闭塞。

通常本病不需要增强扫描。电影 MRI 可清楚显示真腔血流经过内膜破口，喷射进入假腔，呈无信号或低信号血流束。此外，电影 MRI 可准确显示再破口的部位、大小和数目，为制订手术方案提供重要信息。当继发性主动脉瓣关闭不全时，电影 MRI 可显示起自主动脉瓣，向左心室反流的异常低信号血流束。目前，首次通过造影增强 MRA 一次扫描(几秒)即可获得本病的全面诊断信息，使 MRI 成为诊断本病的最佳影像学方法。

5. X 线心血管造影

心血管造影可显示动脉扩张，真、假双腔，亚急性主动脉夹层。通常真腔较小，受压变形；假腔较大，显影较淡，假腔内的附壁血栓表现为充盈缺损。内膜片在真、假腔对比剂的衬托下呈线状低密度影，可显示对比剂经内膜破口向假腔喷射。由于心血管造影属于有创伤的检查方法，以及 CT 和 MRI 诊断价值的提高，目前应用已逐渐减少。

三、大动脉炎

大动脉炎是一种慢性进行性全动脉炎，我国北方常见，易累及青年女性。

(一)病理与临床表现

本病主要累及大动脉的中膜，动脉壁弥漫增厚，常引起动脉管腔狭窄和阻塞，少数病例可引起管腔扩大和动脉瘤形成，但是多与狭窄和阻塞病变并存。显微镜下示动脉中膜的弹力纤维和平滑肌广泛断裂、破坏，同时有炎性细胞浸润和肉芽组织增生。动脉外膜亦见广泛纤维化，与周围组织粘连。本病好发于头臂动脉、胸腹主动脉和肾动脉，1/3～1/2 者累及肺动脉。

患者的临床表现主要有非特异性感染症状(发热、乏力、食欲不振、多汗、月经不调、血沉加快等)和动脉狭窄、阻塞和瘤样扩张引起的血压改变(狭窄近端高血压、远端低血压)，动脉阻塞以远部位的无脉征和局部闻及血管杂音等。

按照病变累及部位，大动脉炎分为头臂动脉型、胸腹主动脉型、肾动脉型和肺动脉型。

(二)影像学表现

1. X 线

胸降主动脉内收，搏动减弱甚至消失，主动脉弓及降主动脉边缘不规则，亦可见动脉的局限性瘤样扩张，动脉壁有线状钙化。同时，心脏(主要是左心室)有不同程度扩大。若病变累及肺动脉，患侧肺门缩小，受累肺野纹理稀疏、纤细，透过度增加。

2. X 线血管造影

显示受累动脉管腔狭窄、阻塞以及扩张(呈串珠状或动脉瘤样)，可见侧支循环形成。

3. CT 和 MRI

CTA 和 MRI 均能显示本病的上述异常改变，从而确定本病的诊断。

(三)鉴别诊断

1. 动脉粥样硬化

多累及中老年人，男性多见，狭窄病变的边缘不规则，为鉴别诊断的要点。

2. 纤维肌性结构不良

多表现为受累动脉的串珠样狭窄，但是单发于肾动脉者，难以与大动脉炎鉴别。

第四节　先天性心脏病

先天性心脏病是心脏和大血管在胚胎时，由于发育不正常所形成的畸形。造成畸形的确切原因尚不明确，但在妊娠期间病毒感染及使用某些药物与畸形的形成有一定的关系。特别在心脏发育的第 2～8 周，影响最大，是儿童中比较常见的心脏疾患。按其血流动力学的改变，从病理生理角度将先天性心脏病分为左向右分流、右向左分流、无分流三类。根据临床表现，则将其分为发绀型、无发绀型两类。在 X 线上则根据肺血管纹理的改变分为肺血减少、肺血增多、肺血变化不明显三类。

对于常见的先天性心脏病，通过普通 X 线检查，再结合临床病史、体征、心电图等，一般多能做出较正确的诊断。对于较疑难或较复杂的心血管畸形，利用一般 X 线检查明确诊断常受到一定的限制，应选择其他影像学检查可对心血管畸形的部位、类型、程度及血流动力学改变的程度做出精确的判断。

一、房间隔缺损

(一)概述

此为临床上最常见的先天性心脏病，是由于胚胎发育时构成心房间隔的组织发育不全所致。

房间隔缺损的临床症状与缺损的大小、分流量的多少及分流的方向有密切的关系。缺损小，分流量少，临床症状不明显，一般无发绀。多数在青年期才出现症状而被发现，常见的症状有劳累后气促、心悸、乏力、易患呼吸道感染。缺损大、分流量多者可影响发育。晚期发生肺动脉高压及心力衰竭时，可有发绀。体检见心尖区隆起，胸骨左缘第 2～3 肋可闻及收缩期杂音，无震颤。肺动脉瓣第二心音亢进、分裂。

(二)影像学表现

(1)X 线：心脏大血管形态及大小随房间隔缺损的大小及分流量的多少而不同。①肺血增多：除少数病例肺血改变不明显，大多数病例肺动脉自主干向远侧普遍扩张，肺门血管增宽，肺血管纹理增粗、增多，并延伸到肺野外带，边缘清晰。②心脏增大：当发生肺动脉高压时，心影呈右房室瓣型，肺动脉段隆凸，心脏呈不同程度增大，以右心房增大较明显，右心室亦示增大，心尖圆形隆起且位于膈上。③心脏及大血管搏动增强：特别是肺门血管及肺动脉段，肺门血管搏动增强称为“肺门舞蹈”，表示肺血流量增大。

(2)心血管造影：左心房造影时，可见左心房充盈后右心房立即显影。根据右心房显影的密度、分流造影剂柱的部位及大小，可判断分流量的多少及缺损的解剖部位。

(3)CT：可见右房室增大，肺动脉扩张。缺损的直接征象是房间隔中断或无房间隔显示，增强 CT 扫描见房间隔有交通。动态增强 CT 扫描右心房内出现 2 次造影剂浓度峰值。

(4)MRI：垂直于室间隔的心脏长轴位可清楚地区分房间隔缺损的类型，观察房、室间隔及与房室瓣的关系。第 2 孔型房间隔缺损的 MRI 特征为缺损边缘房间隔组织缺损与房室瓣间有房间隔组织残留。房间隔缺损的诊断标准是两层以上的 MR 图像均显示房间隔中断征象。

(5)USG：①右心房、右心室扩大和右心室流出道增宽，室间隔与左心室后壁呈同向运动；②房间隔中部或上部连续性中断；③彩色多普勒影显像可见分流血流束自左心房经缺损流向右心房。

(三)鉴别诊断

房间隔缺损的典型 X 线表现为肺血增多，搏动增强，右房、室增大，应与高位室间隔缺损、肺动脉瓣狭窄、原发性肺动脉高压、右房室瓣狭窄等相鉴别。

二、室间隔缺损

(一)概述

室间隔缺损是临床上常见先天性心脏病之一，可单独存在，亦可是多发畸形的一部分，女性多于男性。按其缺损部位不同，可分为高位膜部和低位肌部室间隔缺损。以膜部缺损较多见，且缺损较大，多为 1～3cm。肌部缺损多较小，常为 0.5cm 左右。

临床症状的轻重取决于室间隔缺损的大小和血液分流量的多少。缺损小，分流量少者，临床上可无自觉症状，仅于胸骨左缘第 3—4 肋听到响亮而粗糙的吹风样收缩期杂音，并可扪及震颤。而缺损大，分流量多者可有心悸、气短、咳嗽、乏力及易患呼吸道感染等症状，患者发育差。活动后可出现发绀。重型者可出现肺动脉高压及心力衰竭。

(二)影像学表现

(1)X 线：与缺损的大小、血液分流量的多少及肺动脉压力的高低有密切的关系。因缺损小而分流量少者，心脏大小和形态多无明显改变，有时仅表现肺动脉段延长或轻微隆凸，左心室稍增大，肺血管纹理稍多。此种小缺损的心肺改变在 X 线上很难与正常者区别，诊断主要靠临床体征及其他辅助检查；因缺损大、血液分流量多者，引起右心室收缩压增高，左右心腔呈轻度到中度增大，肺动脉段隆凸，心影呈左房室瓣型改变，左心缘圆形隆起并延伸至膈下。肺血增多，肺门及肺野血管扩张、搏动增强；当合并肺动脉高压者，出现双相分流或右往左分流，临床上出现发绀，为“艾森曼格综合征”。两肺中外带肺纹理扭曲变细，肺动脉段与肺动脉大分支扩张，严重者肺门出现“截断”现象，右心室增大明显。

(2)CT：①直接征象是室间隔中断，不连续。②间接征象：分流量小者，除室间隔中断直接征象外，余心肺所见可无异常。分流量大者可见左心室、右心室增大，肺血管纹理增多增粗，如有肺动脉高压，主肺动脉及左、右肺动脉可有不同程度增粗，动脉分支扭曲，右心室增大显著。

(3)MRI：通常可见到缺损所致血液复杂流动而形成的低信号影，主要表现在缺损边缘，缺损中央区仍可呈白色高信号影。采用最大强度投影法(MIP)重建后的血管图像及原始图像上也可清楚显示室间隔缺损的部位和大小，缺损边缘区常见到低信号影改变。

(4)USG：①切面超声心动图：室间隔连续性中断是室间隔缺损的直接征象。中等以上的缺损可发现右心室、左心房、左心室增大，室间隔与左心室后壁同向运动，肺动脉扩张等改变。②声学造影：可在右心室内发现负性造影区，右心室内无造影剂回声；左心声学造影则可发现造影剂直接从左心室经过缺损处进入右心室内。③多普勒超声心动图：室间隔右心室面出现分流信号，呈高速双峰充填频谱，当肺动脉高压形成、右心室内压升高时可出现双向的分流信号或右向左的分流信号。

(三)鉴别诊断

室间隔缺损的典型 X 线表现为肺血增多，心影呈右房室瓣型改变。应与低位房间隔缺损、右房室瓣关闭不全及伴发复合畸形、动脉导管未闭及不典型的法洛四联症相鉴别。

三、动脉导管未闭

(一)概述

动脉导管未闭是先天性心脏病中较常见的一种疾病，其发病率仅次于房间隔缺损。女性多于男性，为(2～5)∶1。动脉导管是胎儿血液循环的通道，位于肺动脉分叉与主动脉弓之间内侧。胎儿出生后肺循环建立，导管平滑肌收缩、变短，管壁增厚，管腔闭塞，成为功能性的废用器质性关闭，形成纤维索条及完全关闭，约 80%要半年时间完成，95%在 1 年内完成。如在 1 岁以后导管仍未闭合者，即形成本病。

未闭的动脉导管长短粗细不一，病理解剖上可将其分为 3 型。①圆柱形(管形)：主-肺动脉之间有一粗细大致相等的未闭导管相连接；②漏斗形：主-肺动脉之间未闭导管近主动脉端较粗，而近肺动脉端较细，呈漏斗状改变；③缺损形(窗形)：主-肺动脉之间无明显导管相连，两者之间紧密相贴，呈窗孔样缺损。以圆柱形最多见，约占 80%以上。缺损形极少见。

临床症状的轻重取决于未闭动脉导管的粗细及血液分流量的大小。导管细、血液分流量小者，临床症状可不明显，常在查体时发现；中等粗细未闭动脉导管，临床症状轻，可有活动后心悸、气急、疲劳；粗大的未闭动脉导管，出生后即可出现症状，发育迟缓、呼吸急促、反复发作呼吸道感染及心力衰竭；典型的体征是胸骨左缘第 2 肋间可听到响亮的连续性机器样杂音，伴有震颤。舒张压降低，脉压增宽。如出现肺动脉高压血液右往左分流时，可出现“分界性”下半身发绀。

(二)影像学表现

(1)X 线：未闭动脉导管小而分流量少者，心肺无明显改变，或仅有轻微左心室增大；未闭导管中等大小时，心脏呈梨形，左心室轻度到中度增大，左心室段延长，心尖圆形隆起，肺动脉段轻凸，主动脉弓稍宽；导管较粗大者，肺血流量增多，肺动脉段隆凸及肺门血管增多增粗，心脏呈左房室瓣型，左心室增大明显，心尖向左下延伸；导管附着点近端主动脉弓增宽，降主动脉因血液分流而减少变细，使主动脉弓、降部呈漏斗状隆凸，亦称“漏斗征”；当动脉导管未闭继发肺动脉高压时，肺外带血管纹理变细、稀少，肺野清晰，肺动脉段及大血管分支扩张，右心室增大。

(2)CT：①直接征象：主动脉弓下水平见一条增强的血管与主肺动脉的左肺动脉侧相连，主动脉端膨大，肺动脉端相对细小。②间接征象：小的未闭动脉导管可无明显的心肺改变。较大的未闭动脉导管，可见左心室增大。

(3)MRI：①可显示未闭动脉导管所致湍流管状低信号影。②Cine MRI 可清楚显示未闭动脉导管内是否存在双向分流，表现为未闭动脉导管内低信号改变。③采用常规心电门控制正交层面 SE 序列一般仅能显示未闭动脉导管的间接征象，如导管附着处主动脉的局部扩张，较大主动脉弓和左心房室增大等。

(4)USG：①肺动脉长轴切面中显示肺动脉远端与降主动脉之间有一通道相连，可为管状或漏斗状，或直接相连。肺动脉内径增大、搏动增强，甚至呈瘤样扩张。右心室扩大、室壁肥厚、搏动增强，左心房增大。②多普勒频谱显示主肺动脉内出现收缩期和舒张期连续的反向频谱，起源于主动脉远端，流速较快。③CDFI 在右心流出道长轴上显示主动脉内血流经动脉导管进入肺动脉内，血流速度较快，常形成多色镶嵌的图像。④肺动脉高压出现双向分流时可在动脉导管内显示红蓝色彩交替出现的血流图像。

(三)鉴别诊断

动脉导管未闭的典型 X 线表现为肺血增多，左心室增大，主动脉弓、降部呈漏斗状改变。应与房、室间隔缺损、主-肺动脉间隔缺损等相鉴别。

四、法洛四联症

(一)概述

此为发绀型先天性心脏病中最常见的一种复合畸形。包括室间隔缺损、主动脉骑跨、肺动 脉狭窄和右心室肥厚四种畸形。其中肺动脉狭窄和室间隔缺损为主要畸形。其发病主要原因为胚胎发育过程中的障碍所致。

法洛四联症的突出表现为发绀，且出现较早，以出生后 4～6 个月常见，常见的症状为 气急、缺氧后晕厥。患者一般活动能力差，喜蹲踞，呈杵状指/趾改变。患者多矮小，发育迟缓，但智力多正常。查体为胸骨左缘第 2—4 肋可闻及响亮的收缩期杂音，多可触及震颤，肺动脉第二音减弱或消失。

(二)影像学表现

(1)X 线：法洛四联症的 X 线表现，与肺动脉狭窄的程度及类型、室间隔缺损的大小及血液分流的多少、主动脉骑跨的程度和位置及有无合并其他畸形均有密切的关系。根据 X 线的形态不同将其分为轻型、常见型和重症型三种类型。①轻型：又称不典型法洛四联症。

这类心脏病多属肺动脉狭窄程度较轻，室间隔缺损小，右心室压力增高不明显，一般不出现右往左分流或在哭闹、活动后才出现，但分流量很小，临床上发绀常不明显。X线上变异较大。血管纹理可正常或轻度减少，肺动脉段平直或轻凹，右心室示轻度增大。对轻型法洛四联症用普通X线检查，诊断较困难，常需配合其他辅助检查或心导管造影才能做出诊断。②常见型：肺动脉狭窄较重，室间隔缺损较大，临床上发绀较明显且出现较早，心脏大小正常或轻度增大，以右心室增大明显，心尖圆钝上翘，心腰凹陷，典型者呈靴型，部分患者心腰平直或微凸，呈右房室瓣型。主动脉增宽，并向前向右移位。肺血减少，肺门血管缩小清晰，肺野血管纹理稀疏、细小，肺野透亮度增高。③重症型：肺动脉高度狭窄或闭锁，室间隔缺损较大，全部为右向左分流，患者出生后即出现发绀，心脏呈中度以上增大，以右心室为主，心腰凹陷，心尖圆钝上翘，主动脉增宽，肺门明显缩小甚至无肺动脉干影，两肺野网状纹理显著增多，为支气管动脉侧支循环形成所致。

(2)CT：①常规CT扫描可见主动脉位于主肺动脉右后方，主动脉扩张，肺动脉变细。②纵隔窗上可见左、右肺动脉有不同程度的变细或狭窄。③肺窗上可见肺内血管分支纤细、稀疏。

(3)MRI：①横断面成像可显示膜部室间隔缺损、主动脉和肺动脉的排列关系及管径大小。②左前斜位像可清楚显示右心室的心壁肥厚和心腔扩大。③矢状面成像可显示右心室流出道狭窄及主动脉骑跨程度。

(4)USG：①右心室前壁增厚，可达1cm，右心室流出道变窄。②主动脉明显增宽，前壁与室间隔失去正常的连续性而且向前移位，形成主动脉腔的骑跨征象。③在不同的切面上均可显示室间隔缺损，范围常较大。④肺动脉狭窄多起始于漏斗部，向远端延续，或为瓣膜部狭窄。左心房、左心室正常或稍小，右心室增大。⑤频谱多普勒可观察到室水平以右向左为主的双向分流；右心室流出道及肺动脉呈五彩镶嵌的高速花色血流。

(三)鉴别诊断

法洛四联症的典型X线表现为肺血减少，心脏呈靴形改变，应与继发性法洛四联症、三尖瓣闭锁、法洛三联症相鉴别。

第五节　获得性心脏病

一、风湿性心脏病

风湿性心脏病分为急性风湿性心肌炎和慢性风湿性瓣膜病。前者可累及心包、心内膜、心肌，以心肌受累最重，影像学检查缺乏特异性。后者为急性期后遗的慢性心脏瓣膜损害(包括纤维化、粘连、缩短、黏液样变和缺血性坏死等)，导致瓣膜开闭功能障碍。病变可累及任何瓣膜，但是以左房室瓣受累最常见，其次为主动脉瓣和右房室瓣。本病多见于20～40岁的青壮年。

(一)病理与临床表现

(1)左房室瓣狭窄最为常见。病理表现为瓣叶增厚，交界处粘连，开放受限，形成瓣口狭窄。左房室瓣狭窄使左心房压力增高，导致左心房扩大和肺循环阻力增加，最后产生肺循环高压。因右心负荷加重，使右心室肥厚、右心室腔扩大，最终导致右心衰竭。

患者主要临床表现为易疲劳、气短、心悸，重者可出现咯血、呼吸困难，下肢水肿及端坐呼吸，颊部发绀变色为典型的“左房室瓣面容”。查体示心尖部可闻及响亮舒张期杂音伴震颤，肺动脉瓣第二心音亢进，脉搏不规则。心电图有宽大的双峰P波，左心房增大，右心室肥厚。

(2)左房室瓣关闭不全。主要病理表现为瓣叶、乳头肌和腱索的缩短及相互粘连，使瓣膜不能正常关闭。右房室瓣关闭不全引起左心室收缩时血液向左心房反流，左心房、左心室均增大，继而导致肺循环高压。左房室瓣关闭不全往往继发于左房室瓣狭窄之后，并与之并存。

患者主要临床表现为乏力、气急、心悸及左心功能不全。查体示心尖部闻及粗糙的全收缩期吹风样杂音，向左腋中线传导，同时可扪及收缩期震颤，第一心音减弱，脉搏不规则。

(3)主动脉瓣狭窄，患者的主动脉瓣叶相互粘连、融合，使瓣口开放受限，引起收缩期左心室后负荷增加，左心室壁代偿性肥厚，至失代偿期出现左心室扩大，心肌耗氧量增加，冠状动脉供血不足，最终导致充血性心力衰竭。

患者主要临床表现为呼吸困难、乏力、心绞痛和晕厥。查体示主动脉瓣区可闻及Ⅲ级以上向颈部传导的收缩期杂音，第二心音减弱，并可触及收缩期震颤。心电图示左心室高电压、肥厚，严重者可出现T波倒置(劳损型)，偶有左束支传导阻滞。

(4)主动脉瓣关闭不全常与左房室瓣病变并存。主动脉瓣环扩大，瓣叶缩短、变形，致主动脉瓣在舒张期不能正常关闭为其主要病理改变。由于舒张期主动脉血液向左心室内反流，使左心室容量负荷增加，致左心室扩大，最终引起左心衰竭。

患者主要临床表现为劳力性乏力、呼吸困难、心悸和心绞痛，晚期可出现心功能不全。查体示主动脉瓣区闻及舒张期哈气样杂音，第二心音减弱或消失；有“水冲脉”“枪击音”和脉压增大等周围血管征。心电图示左心室高电压、肥厚。

(二)影像学表现

1. X线

(1)左房室瓣狭窄：心脏呈左房室瓣型，可见上肺静脉扩张，下肺静脉变细，血管边缘模糊等肺淤血的表现，重者出现间质性肺水肿或肺循环高压的征象；主动脉结缩小，肺动脉段凸出；左心缘出现第3弓，支气管分叉角度增大，右心缘可见双心边影，均提示左心房增大；同时右心室增大，左心室较小。

(2)左房室瓣关闭不全：心脏呈左房室瓣型，肺淤血程度较单纯左房室瓣狭窄轻，左心房、左心室增大，心缘搏动增强，常伴右心室增大。

(3)主动脉瓣狭窄：心脏多呈主动脉型，主动脉结大，心腰凹陷，左心室增大，心尖圆形隆起，升主动脉中段局限性扩张。

(4)主动脉瓣关闭不全：主动脉瓣关闭不全多与主动脉瓣狭窄并存。心脏呈主动脉型，可有肺淤血，主动脉结凸出，左心房、左心室增大，主动脉及左心室搏动增强。

2. 超声心动图

(1)左房室瓣狭窄：二维超声心动图示舒张期右房室瓣开放受限，瓣叶增厚、钙化，左心房内常见附壁血栓，腱索增粗、缩短及融合；左房室瓣口缩小呈鱼口状或“一”字形，瓣口面积≤$2.5cm^2$。M 型超声心动图示左房室瓣前叶回声增粗、增强，EF 斜率减低，E 峰消失呈墙垛状，左房室瓣前、后两叶平行上移。多普勒超声心动图示瓣口有高速喷射血流，E 峰＞1.5m/s，舒张期有宽大的湍流频谱。彩色多普勒舒张期可见一束以黄色为主的五彩镶嵌血流信号，自左心房经狭窄的瓣口喷射进入左心室。

(2)左房室瓣关闭不全：二维和 M 型超声心动图表现为瓣叶增厚，有赘生物附着和钙化，收缩期瓣口不能闭合，左心房、左心室增大。多普勒超声心动图在左房室瓣口的左心房内有反向血流频谱。彩色多普勒显示左心房内有起自左房室瓣口的五彩镶嵌色反流束。

(3)主动脉瓣狭窄：二维超声心动图示瓣叶回声增强、增粗、钙化，开放受限，形态不规则，瓣口面积＜$2.0cm^2$。M 型超声心动图可见主动脉瓣呈多层回声增强，室间隔及左心室壁增厚。彩色多普勒示收缩期主动脉瓣口，可见五彩镶嵌血流束从主动脉瓣口喷射进入升主动脉。

(4)主动脉瓣关闭不全：二维超声心动图可见瓣膜关闭受限，瓣叶增厚、钙化，可见团块状赘生物回声。M 型超声心动图表现为舒张期主动脉瓣不能合拢，瓣叶间裂隙＞3mm。彩色多普勒超声心动图示舒张期有起自主动脉瓣的五彩镶嵌反流信号进入左心室流出道，可达心尖部。

3. CT

CT 平扫可显示心脏各房室的形态及大小异常，瓣膜钙化；增强扫描可显示心腔内的附壁血栓，常可见左心房内，表现为低密度充盈缺损。

4. MRI

(1)左房室瓣狭窄：心电门控自旋回波 T_1 加权像可见左心房明显扩大和右心室肥厚，左心房内多呈中至高信号，为淤滞的血流所致；而左心房内的血栓则呈高信号。电影 MRI 显示舒张期左心室内有起自左心房经左房室瓣口向左心室内喷射的无信号血流束。此外，还可见肺动静脉的扩张等肺循环高压的表现。

(2)左房室瓣关闭不全：T_1 加权像显示左心房和左心室增大。电影 MRI 显示收缩期左心房内可见起自左心室经右房室瓣口的低信号反流束，重者可延伸至左心房后壁。

(3)主动脉瓣狭窄：T_1 加权像显示左心室壁呈向心性肥厚，信号均匀，升主动脉扩张，以中段为著，主动脉瓣叶增厚，信号强度较低。电影 MRI 显示心室收缩期可见起自左心室，经主动脉瓣口向升主动脉内喷射的低信号血流束，根据该血流束的长度和宽度，可评估狭窄程度及跨瓣压差。

(4)主动脉瓣关闭不全：T_1 加权像显示升主动脉扩张，左心室扩大，可伴有室壁肥厚。电影 MRI 显示心室舒张期可见起自主动脉瓣口、向左心室腔内反流的低信号血流束。

5. X 线心血管造影

双斜位左心室造影显示左房室瓣狭窄者，心室舒张期左房室瓣口可见类圆形、边缘清楚的圆顶状充盈缺损，凸向左心室内，提示左房室瓣叶粘连，开放受限。右房室瓣关闭不全者，收缩期可见对比剂经左房室瓣口反流进入左心房。主动脉瓣狭窄者，心室收缩期主动脉瓣口不能正常开放，变形呈鱼口状或幕状，凸向升主动脉，血流经狭窄瓣口喷入升主动脉(即喷射征)，升主动脉中段呈梭形扩张。主动脉瓣关闭不全者，心室舒张期可见对比剂自升主动脉经主动脉瓣口向左心室内反流。

二、冠状动脉粥样硬化性心脏病

冠状动脉粥样硬化性心脏病简称冠心病，是指冠状动脉粥样硬化使血管腔阻塞导致心肌缺血缺氧而引起的心脏病，是一种严重危害人类健康的常见病和多发病。本病多见于40岁以上的中年人，男性多于女性。

(一)病理与临床表现

冠状动脉粥样硬化斑块引起冠状动脉狭窄是冠心病的基础病变。病变主要累及冠状动脉主干及其较大分支，以左前降支最常见，其次为左回旋支、右冠状动脉和冠状动脉左主干。当冠状动脉狭窄超过50%时，患者于负荷状态下出现心肌缺血缺氧，冠状动脉严重狭窄或者完全闭塞，则导致心肌梗死。根据梗死部位，心肌梗死可分为心内膜下和透壁性两种，前者梗死区局限于心内膜下，后者的梗死区超过心肌厚度的1/2。若梗死累及乳头肌或室间隔，可造成乳头肌断裂、室间隔穿孔，大面积心肌梗死可引起室壁瘤和心室破裂。

患者的主要临床表现为心绞痛，急性心肌梗死者出现心前区剧烈疼痛、严重心律失常和心源性休克，陈旧性心肌梗死者主要表现为劳力性呼吸困难、端坐呼吸、不能平卧等心功能不全的症状。

(二)影像学表现

1. X线

对本病的诊断帮助不大。

2. 超声心动图

梗死心肌出现节段性室壁运动异常，可分为运动减弱(室壁运动幅度≤5mm)、运动消失和矛盾运动(心室收缩期室壁膨出，舒张期室壁回缩)三种类型。此外，梗死室壁的收缩期增厚率减低，左心室每搏输出量和射血分数降低。室壁瘤常见于心尖部，心室壁局限性膨出，膨出的室壁变薄，并呈矛盾运动为其主要表现。

3. CT

平扫可显示冠状动脉钙化灶，表现为沿冠状动脉走行的斑点状、条索状、双轨形或不规则形的面积≥$2mm^2$的高密度影，CT值＞130Hu，根据CT峰值和钙化面积的积分值可做出钙化的定量分析。

由于以冠状动脉钙化预测冠状动脉狭窄的准确度约为80%，CT平扫可用于冠状动脉狭窄的筛选检查。CT增强扫描显示陈旧性心肌梗死呈低密度，室壁瘤的瘤壁显著变薄，局限性向外膨出，瘤内可见低密度充盈缺损，为附壁血栓。冠状动脉CTA检查简便易行，近年已经在临床广泛使用，检查对64排以上的MSCT而言，成功率达到98%，对疑诊冠心病者先进行冠状动脉CTA检查已经成为常规方法，其显示冠状动脉主干及其大分支超过75%的狭窄和闭塞性病变的敏感性、特异性、准确性、阴性预测值和阳性预测值都在90%以上。尤其阴性预测值几乎达到100%，使之成为冠心病的重要筛查手段之一。

此外，CT对冠状动脉支架置入和搭桥术后随访也有重要临床价值。目前，其主要缺点是被检者接受的X线辐射剂量较高，冠状动脉有钙化灶时影响判断的准确性。

4. MRI

急性心肌梗死者，梗死心肌呈高信号，以T_2加权像更明显，室壁局限性变薄，收缩期增厚率降低(<30%)，相邻心腔内可见淤滞血流所致的高信号，电影MRI显示室壁运动显著减弱，增强扫描梗死区明显强化。陈旧性心肌梗死者梗死节段心肌变薄，呈低信号，以T_2加权像更清楚。其他征象与急性心肌梗死相同。合并室壁瘤者，心室壁病变范围较大，舒张期室壁向外局限性膨凸，急性期瘤壁呈高信号，陈旧期呈低信号，病变节段室壁收缩期增厚率消失，电影MRI显示局部运动消失或呈反向运动，可见附壁血栓，通常在T_1加权像上呈较高信号，在T_2加权像呈等至高信号。

采用药物或运动负荷实验进行心肌灌注扫描可显示无心肌梗死的心肌缺血，常用负荷药物有双嘧达莫(潘生丁)和腺苷，经静脉注射Gd-DTPA后进行梯度回波快速扫描，电影MRI显示对比剂依次充盈右心室、肺动脉、左心室和左心室壁，缺血心肌表现为心肌灌注延迟、稀疏或缺损。此外，根据患者的室壁运动减弱情况，也可以发现心肌缺血节段。如果应用心肌壁磁标记的方法，判断异常室壁运动节段更为敏感。注入对比剂15min后延迟扫描，若T_1加权像显示高信号，则为梗死心肌。根据此征象，MRI判断心肌活性的准确性得到动物实验和临床证实。该方法已经在临床得到常规应用。

冠状动脉的MRA检查对冠状动脉狭窄的诊断还有一定困难。应用高场MRI设备进行造影增强行全心冠状动脉成像正在研究中。

5. X线心血管造影

冠状动脉造影能清楚显示冠状动脉病变，表现为：①边缘光滑的充盈缺损和向心性狭窄，提示为内膜表面完整的斑块或管壁增厚；②边缘不规则的狭窄，尤其在充盈缺损基础上的龛影或腔内低密度区或杯口样阻塞等，提示为斑块裂解、溃疡和血栓形成等。此外，可见冠状动脉瘤样扩张、夹层等改变，管腔闭塞者还可显示侧支血管。发现冠状动脉狭窄，局部注入硝酸甘油后若血管扩张，则提示为冠状动脉痉挛。左心室造影可以显示室壁运动局部减弱，室壁瘤内呈充盈缺损的附壁血栓，以及心肌梗死其他并发症的相应表现。

三、肺源性心脏病

肺源性心脏病是指胸肺疾病或肺血管病变引起的心脏病(简称肺心病)，主要表现为肺动脉高压、右心室增大或右心功能不全，是我国的常见病、多发病之一。好发于40岁以上的中年人，男女发病率相近。

(一)病理与临床表现

胸肺疾病和肺血管病变是肺心病的病因，以慢性支气管炎和肺气肿常见，支气管扩张、硅肺、弥漫性肺结核等亦可引起本病。近年来继发于血管病的肺动脉高压、肺心病有逐年上升趋势。

右心室肥厚是病理诊断肺心病的依据，以右心室流出道前壁厚度超过5mm为标准。

患者主要临床表现为咳嗽、咳痰、心悸、咯血等；出现心肺功能不全时，可出现气急、发绀、呼吸困难、颈静脉怒张、肝大、腹水和下肢水肿。体检可见桶状胸，闻及干湿啰音、肺动脉瓣第二心音亢进和三尖瓣区收缩期杂音。心电图示肺性P波，右心室肥厚，右束支传导阻滞。

（二）影像学表现

1. X 线

可见慢性胸肺疾病，如慢性支气管炎、肺气肿、肺结核、硅肺、广泛胸膜增厚、胸部畸形等原发疾病的异常征象；心脏呈左房室瓣型，肺血增多，主动脉结正常，肺动脉段凸出，右下肺动脉扩张，横径＞15mm，外围肺血管细小；右心房、右心室增大。

2. 超声心动图

二维及 M 型超声心动图示右心室扩大，右心室流出道增宽，右心室前壁增厚，厚度＞5mm，室间隔搏动幅度降低，肺动脉扩张，内径超过升主动脉。肺动脉瓣曲线α波低平，深度＜2.0mm。多普勒超声心动图示主肺动脉血流频谱峰值流速前移，血流加速时间缩短，速度加快，加速时间与射血时间比值缩短，可见肺动脉瓣及右房室瓣反流。

3. CT

平扫可显示胸肺原发病变。增强扫描可见右心房、右心室扩大，肺动脉干及中心肺动脉扩张。

4. MRI

心电门控自旋回波 T_1 加权像清楚显示右心室及室间隔肥厚，肺动脉及其分支扩张，收缩期肺动脉内血液呈高信号，右心房亦可扩大，腔静脉扩张。电影 MRI 在右心室收缩期和舒张期分别可见三尖瓣和肺动脉瓣的反流低信号，并可以观察右心室收缩-舒张功能及肺动脉的血流变化。

（三）鉴别诊断

本病的 X 线检查主要应该与左向右分流的先心病（包括房间隔缺损、室间隔缺损等）相鉴别，两者共同具有肺血增多、左房室瓣型心脏、肺动脉段凸出和右心房室大的表现，鉴别要点是本病有原发胸肺疾病的所见，并注意结合病史。鉴别诊断困难时，可选择超声心动图或 MRI 检查，先心病可见心内畸形。

四、原发性心肌病

原发性心肌病并不少见，系指一组病因不明的心肌受累疾病，世界卫生组织将之主要分为扩张型、肥厚型和限制型三型，以及不能具体分类的过渡型。

（一）扩张型心肌病

扩张型心肌病在原发性心肌病中最常见，患者以青壮年居多。

1. 病理与临床表现

本病的主要临床表现为反复出现心力衰竭、心律失常或心脏扩大。根据受累部位扩张型心肌病可分为左室型（最常见）、右室型和双室型三个亚型。病理检查显示受累心肌细胞肥大、变性，可有坏死和间质纤维增生，致心室收缩功能下降，舒张末期心室容量和压力增加，心室腔扩张，可并发附壁血栓。

2. 影像学表现

（1）X 线：心脏多呈普大型或主动脉型，心脏搏动减弱，以心室段为主，心房段正常或增强。可有肺淤血或间质性肺水肿，主动脉结正常，心腰凹陷，可见各房室均大或左心室增大为主。上述 X 线表现无特征性，应注意结合其他临床资料，排除能引起上述改变的其他疾病后，才能做出本病的诊断。

(2)超声心动图：M型和二维超声心动图均可显示各心腔扩大，多以左心室扩大最为显著(左室型)。室间隔和左心室壁的厚度正常，室壁运动普遍减弱，收缩期增厚率下降。

(3)CT和MRI增强扫描：可见心脏扩大，以心室为主，横径增大较长径明显。仅在左心室扩大为左室型，室间隔呈弧形凸向右室侧；仅右室扩大为右室型，室间隔凸向左室侧；左右心室均扩大者，室间隔位置及形态改变不显著，为双室型。心室壁密度或心肌信号强度无明显改变，室壁厚度基本正常，也可略薄或略厚，但室壁收缩期增厚率普遍下降，可消失；室壁运动普遍减弱，甚至消失。心室收缩功能明显受损，容积增加，射血分数和短轴缩短率等指标显著降低。多数患者合并心房扩大，右室型者可见腔静脉扩张，左室型有主肺动脉扩张。心腔内可有附壁血栓。

本病通常不需要行X线心血管造影检查。

3. 鉴别诊断

扩张型心肌病应与缺血性心肌病相鉴别，后者常累及左心室，也导致心腔扩大，但是室壁呈不均匀广泛变薄，变薄节段MRI呈低信号，室壁运动异常呈阶段性改变，为二者的鉴别诊断要点。必要时，还可进行CTA或X线冠状动脉造影检查，以排除冠心病。

(二)肥厚型心肌病

肥厚型心肌病的发病率较扩张型心肌病低，病变局部心肌增厚。

1. 病理与临床表现

病变主要累及左心室，有的病例邻近室间隔的右室前壁。病变呈广谱形式分布，可累及左心室任何节段，但以室间隔肥厚最为常见。其病理生理改变主要为左心室舒张功能受限，伴收缩功能增强，可并发右房室瓣关闭不全和左心房增大。

肥厚型心肌病按照其有无左室流出道狭窄及左心排血受阻，可分为梗阻型和非梗阻型两个亚型。判断心室壁肥厚，以舒张末期肥厚部室壁厚度与正常室壁厚度(通常取左室后壁)的比值大于或等于1.5为诊断标准。

2. 影像学表现

(1)X线：心脏通常不大或仅左心室轻度增大，心脏搏动较强，肺血正常。

(2)超声心动图：M型和二维超声心动图可直接测量心室壁厚度，发现心肌肥厚敏感，还可显示左心室流出道狭窄(＜20mm)以及收缩期右房室瓣前叶向前运动，多普勒超声可以计算狭窄前后的压差。

(3)CT和MRI：CT扫描必须应用含碘对比剂，而MRI的诊断效果更加。肥厚型心肌病的MRI诊断要点主要有舒张末期左室壁增厚，增厚心肌与左心室后壁的比值大于或等于1.5，T_1加权像肥厚多呈均匀中等信号强度，T_2加权像可见中等信号中混杂点状高信号。左心室腔变形缩小，肥厚节段的室壁收缩期增厚率下降，但是室壁运动增强，收缩末期左心室腔的缩小和变形均较舒张期更明显。左心房多扩大，可合并右房室瓣轻度反流。有左心室流出道狭窄时，收缩末期测量流出道内径＜20mm，电影MRI示左心室流出道内有低信号血流束。

通常本病不需要行X线心血管造影检查。

(三)限制型心肌病

限制型心肌病以心内膜心肌纤维化为代表。

1. 病理与临床表现

病理上限制型心肌病病变累及心内膜和心肌，使心室顺应性下降、充盈受阻，房室瓣关闭不全，心室舒张期终末压高，心排血量减少，最终导致心力衰竭。心内膜心肌纤维化的病变累及流入道，尤以心尖和房室瓣环下部为重，心内膜增厚，厚度可达 2.5mm，乳头肌和腱索受累移位。心室流出道不受累，还可扩张。流入道内膜可有附壁血栓，血栓和内膜均可发生钙化，呈斑片状。

心内膜心肌纤维化根据受累部位不同分为右室型、左室型和双室型三个亚型，以右室型较常见，双室型次之，左室型最少见。右室型者主要临床表现为肝大、腹水；左室型常有呼吸困难、胸痛等症状，双室型兼有两者的表现。

2. 影像学表现

(1)X 线：右室型心脏呈普大型，右心房显著增大，上腔静脉扩张，肺血减少；左室型 X 线片所见与心脏瓣膜病右房室瓣狭窄类似，但是左心房增大不明显；双室型心脏多明显增大，以右心房室为主，兼有上述两型的特点。

(2)超声心动图：可见右心房显著扩大，右心室流入道短缩，心尖闭塞，流出道扩张。

(3)CT 和 MRI：除 CT 显示钙化较敏感外，MRI 的诊断效果优于 CT。MRI 的主要表现为心室流入道短缩变形，心尖闭塞或圆形隆起，心室流出道扩张，心内膜面凹凸不平，可见低信号钙化灶。心室壁普遍增厚，以心内膜为主，右心室受累时，舒张末期右室壁厚度可达 11mm，大于或等于左室壁厚度，室壁运动减弱。心房高度扩张，心房内出现缓慢血流所致的中至高信号，收缩-舒张期心房内径几乎无变化。房室瓣反流，多为中至大量，以梯度回波电影 MRI 显示效果好，不仅能定性，还可行半定量分析。右室型可出现上下腔静脉扩张，左室型有主肺动脉扩张，双室型两者均有。本病常伴心包积液。

3. 诊断与鉴别诊断

限制型心肌病的临床表现、心电图改变，甚至心导管及心血管造影所见均与缩窄性心包炎相似，超声心动图也常常难以区分两者。CT 和 MRI 可清楚显示正常心包，对两者的鉴别诊断有确证意义。

第六节　心 包 疾 病

一、心包炎及心包积液

心包炎是心包膜脏层和壁层的炎性病变，可分为急性和慢性两种，前者常伴有心包积液，后者可继发心包缩窄。心包炎又可分为干性和湿性两种，前者主要为纤维蛋白渗出物，后者则伴有心包积液。

(一)病理与临床

因风湿热、结核、病毒、肿瘤、炎症等原因引起心包腔内液体增多时(超过 50mL)，即为心包积液，包括积液、积脓、积血等。

患者可有乏力、发热、心前区疼痛等症状，急性者积液量短时间内迅速增加，出现心包填塞症状，如呼吸困难、面色苍白、发绀、端坐呼吸等。体检示心音遥远，颈静脉怒张、静脉压升高，血压及脉压均降低。心电图示 T 波低平、倒置或低电压。

（二）影像学表现

(1)X 线：干性(纤维蛋白性)心包炎和积液在 300mL 以下者，X 线可无异常发现。大量心包积液的典型 X 线征象为：多数病例肺血管纹理正常，部分病例可伴有不同程度的上腔静脉扩张；心影向两侧扩大，呈“普大”型或球形，心腰及心缘各弓的正常分界消失，心膈角变钝；搏动普遍减弱以至消失，主动脉搏动可正常；短期内(数日以至 1～2 周)心影大小可有明显的变化。

(2)CT：CT 可查出 50mL 的心包积液。仰卧位，少量游离液体积聚于心包腔后方和房室沟处。随着积液量增加，积液把心包腔撑大，脏壁层心包分离。漏出液和渗出液密度较低，CT 值为 0～20Hu，脓液较高为 30～40Hu，急性出血密度更高，CT 值为 60～80Hu。心包壁常有不同程度增厚，若有结节病变提示心包肿瘤。

(3)MRI：积液的信号强度与所用的扫描序列和积液性质有关。在 SE 序列的 T_1WI 上，浆液性积液多呈均匀低信号，渗出性积液多呈不均匀高信号，血性积液呈中或高等信号。在 T_2WI 上，积液多为均匀高信号。

（三）诊断与鉴别诊断

少量心包积液时，X 线不敏感，USG、CT、MRI 可明确诊断。对心包炎和心包积液的病因诊断，需结合临床、实验室检查。

二、缩窄性心包炎

缩窄性心包炎以炎症，尤其是结核性心包炎最常见，由于心包炎壁层和脏层纤维素沉着，纤维组织增生，心包不同程度增厚和(或)钙化疤痕形成，致使心包腔闭塞。

（一）病理与临床

心包脏、壁层粘连，不同程度的增厚，限制心脏的舒张功能，使体、肺静脉压力升高，静脉回心血量下降，心排血量降低，继而可限制心脏收缩功能，导致心力衰竭。

患者多表现为呼吸困难、腹胀或(和)浮肿，伴心悸、咳嗽、乏力、胸闷等症状。体检可发现颈静脉怒张、腹水、奇脉、心音低钝等。

（二）影像学表现

(1)X 线：心脏大小多为正常或轻度增大，少数可中度增大；两侧或一侧心缘僵直，各弓分界不清，心外形常呈三角形或近似三角形；心脏搏动减弱，甚至消失；心包钙化可呈蛋壳状、带状、斑片状等高密度影为缩窄性心包炎的可靠证据；上腔静脉、奇静脉扩张；累及左侧房室沟时可出现肺淤血征象；胸腔积液和胸膜改变。

(2)CT：心包增厚从数毫米至数厘米，可呈普遍性或局限性；心包钙化可分布于右室腹侧面、膈面、室间沟、房间沟等，形态可呈斑点或斑块状，片状和线状；下腔静脉扩张，心室受压变形和室间隔扭曲成角。

(3)MRI：心包增厚呈低信号。心影正常或轻度增大，心缘正常弧度消失而变直，冠状面显示较佳。缩窄性心包炎可有心室缩小和心房增大。局限性包裹积液多呈长 T_1 和长 T_2 信号。MRI 尚可评价心脏收缩、舒张功能。

(三)诊断与鉴别诊断

缩窄性心包炎根据病史、体征及影像学检查，诊断并不困难。本病需与限制型心肌病、风湿性心脏病、左房室瓣狭窄等相鉴别。

第七节 高血压性心脏病

一、概述

高血压性心脏病继发于长期高血压引起的心脏改变。

二、临床与病理

长期血压升高使心脏持续处于后负荷过重的状态，由于病程、病期不同，相应的血流动力学改变也有所不同。外周阻力明显增高而心排血量相对低又无心力衰竭的患者，主要表现为左心室壁向心性肥厚，即室壁、室间隔呈对称性肥厚，心室腔不扩大。而排血量相对高或有反复心力衰竭的患者，左心室壁可表现为离心性肥厚或变薄，心室腔扩大，可称为高血压心脏扩张型。高血压并发冠心病时，由于出现缺血或梗死区室壁运动障碍，可称为高血压心脏缺血型。一般于疾病早期，收缩期室壁压力增加，而舒张期室壁顺应性开始下降，舒张功能受损常出现于收缩功能受损之前。随着病程延长或病情加重，收缩期室壁应力下降，心室收缩功能通常历经过度代偿、维持正常范围和逐渐失代偿三个阶段。头痛、头晕、失眠为高血压常见症状，部分患者可有心悸、气短、乏力和记忆力、视力减退等。心电图示左心室高电压、肥厚，也可出现 ST-T 的左心室劳损改变。

三、影像学表现

胸部平片有助于观察心脏、大血管及肺循环改变，对原发性高血压的分期、某些继发性高血压的病因诊断以及预后均有较大帮助。2DE 简便易行，且无创，配合多普勒技术是观察高血压所致的心脏大血管改变的临床常用检查方法。MRI、CT 对诊断继发性高血压的诊断有重要价值。而 MRA、CTA 对血管性病变造成的高血压则价值更大。血管造影对某些继发性高血压可提供最准确的解剖诊断，有助于手术及介入治疗的选择。

(一)X 线

长期持续血压高者，可出现左心室肥厚，心尖变圆钝；主动脉扩张、纡曲延长，主动脉结突出；左心室功能代偿不全时，左心室扩张，心影明显增大，左心房亦可增大，可伴肺淤血及间质性肺水肿，严重者出现肺泡性肺水肿。

(二)超声

M 型及断面超声心动图示室间隔与左心室壁均增厚。左心室内径早期正常，晚期扩大，左心房扩大化。

(1)功能代偿期：心功能正常，甚至于增强。

(2)功能失代偿期：左心室收缩及舒张功能均减低，舒张功能先减低。

(三)多普勒超声心动图

右房室瓣口血流频谱形态失常，E 峰流速降低，A 峰速度加快，E/A＜1。

(四)CT 和 MRI

CT 显示左心室径线增大及升主动脉扩张。MRI 可采用横轴位及右前斜位心长轴位扫描。可见左心室壁包括室间隔普遍均匀地增厚，左心室腔较小，但心室壁心肌无异常；升主动脉扩张，但不累及主动脉窦。左心室腔增大时提示病变已至晚期，左心功能代偿不全，此时 MRI 可见左心室壁运动减弱，左房室瓣收缩期有反流，提示有相对性左房室瓣关闭不全。

四、诊断与鉴别诊断

(一)诊断要点

(1)患者有长期的高血压史、心悸、呼吸困难等。

(2)超声心动图示左心室向心性肥厚，左心房、左心室扩大，心功能减低征象。

(3)X 线片显示心影增大、主动脉结突出、主动脉扩张纡曲延长等。

(二)鉴别诊断

对继发性高血压的病因诊断要注意是否有先天性主动脉狭窄、大动脉炎、主动脉狭窄综合征、胸内嗜铬细胞瘤的可能。

第八节　心脏黏液瘤

一、概述

心脏黏液瘤既是心脏病又是肿瘤，属于心脏原发性肿瘤，占心脏所有良性肿瘤的 40%，成人良性肿瘤的 50%，而 75%的黏液瘤位于左心房。

二、临床与病理

可发生于各个房室，75%以上发生于左心房，瘤体呈白色或淡黄色，有狭短的蒂连于房壁或房间隔。开始会退守瓣孔，脱入左房室瓣孔时阻塞瓣叶启闭，产生与左房室瓣狭窄相似的病理改变，最终导致右心衰竭，而左心排血量减少；脱入右房室瓣孔时，产生与右房室瓣狭窄相似的病理改变，体循环淤血，最终导致左心衰竭；瘤块脱落形成栓子，可引起肺或体循环栓塞。

早期可无症状，阻塞瓣孔时，可有心悸、气促等，并迅速加重。偶尔动脉栓塞是黏液瘤最早的临床表现。左心房黏液瘤的体征酷似左房室瓣狭窄，心尖区可听到舒张期杂音、肺动脉区第二心音亢进，杂音亦可随体位变动而改变。右心房黏液瘤如阻塞右房室瓣孔，则在胸骨左缘下方听到舒张期杂音，并出现颈静脉怒张、肝大、腹水和周围水肿。

三、影像学表现

X 线可用于筛选检查，对有明确阳性征象者具有提示或初步诊断意义。超声简便易行应为首选，尤其是对于本病，可作为诊断依据。MRI 全面准确，更适合观察肿瘤的全面情况。心血管造影含 DSA，除有特殊适应证，现已很少应用。

(一)X 线

以左心房黏液瘤最为常见。因此 X 线片示有左房室瓣病变征象，其中 60%为典型左房室瓣狭窄征象，主要以左心房、右心室增大为主。

(二)超声心动图

心腔内团块回声可低或强，形态多样，可规则或分叶状；异常回声团块规律性活动及形态变化，以发病率最高左心房黏液瘤为例，舒张期左房室瓣开放左心房内团块随血液落入瓣口，瘤体沿血流方向伸展变长，与血流方向垂直的径线变细变短；收缩期随心室压力上升，左房室瓣关闭被推入左心房，活动度大小取决于瘤蒂长短；CDFI 显示肿瘤周边高速血流。

(三)MRI

可清楚显示腔内肿块的形态、大小、有无瘤蒂及附着部位。左心房黏液瘤有蒂附着于房间隔者居多，瘤体常见分叶状或比较平整，信号强度多呈中等，比较均匀，有的病例信号程度较高或较低，前者提示瘤组织水分较多，后者为纤维成分较多。收缩末期和扩张末期成像，可见肿块分别嵌入左房室瓣口，或进入左心室，或退回左心房腔内。

四、诊断与鉴别诊断

(一)诊断要点

超声心动图可明确诊断。

(二)鉴别诊断

主要应与心腔内血栓、感染性心内膜炎的赘生物以及其他带蒂的良性肿瘤进行鉴别。

第九节　冠 心 病

一、概述

冠状动脉粥样硬化性心脏病，简称冠心病，是一种严重危害人民健康的常见病、多发病，随着我国人民生活水平的提高，动物性脂肪摄入量增加，CHD 的发病率有逐步增高趋势，全国 CHD 的死亡率为(0.2～0.4)/10 万。

动脉粥样硬化斑块造成冠状动脉狭窄或闭塞是 CHD 的基本病变，且主要分布在心外膜下的大动脉，近端多于远端，最常见为前降支，其次为左回旋支，右冠状动脉及左冠状动脉完全闭塞时发生心肌梗死。若缺血或梗死面积较大，累及乳头肌或室间隔时可引起室壁瘤、MI 或室间隔破裂。

二、临床与病理

(一)病理

冠状动脉最常见的病理改变是动脉粥样硬化，好发于冠状动脉左前降支和右冠状动脉主干上、中 1/3 处，其次为左旋支、后降支和左冠状动脉主干，特别多见于分支、分叉、变细及动脉固定的部位。其发生机制是内膜损伤、脂质沉积及平滑肌细胞由血管中层向损伤的内膜浸润的综合作用，从而形成粥样硬化斑块，使管壁狭窄或合并冠状动脉痉挛造成管腔狭窄致冠状动脉供血不足。斑块进一步发展可发生钙化、出血和血栓形成，使管腔闭塞而引起心肌梗死。冠状动脉缺血还见于炎症、血栓栓塞及畸形等。缺血影响心脏传导系统而引起心律失常，甚至猝死。

(二)临床表现

隐匿性者可无明显自觉症状，只有在过度劳累或负荷试验时才呈现异常。心绞痛表现为发作性胸骨后疼痛，呈压迫压榨感，放射至左上肢及左肩部，每次发作数分钟，休息或含服硝酸甘油后立即缓解，少数表现为发作性牙痛或上腹痛等。如心绞痛持续时间长，伴有气急、出汗、恶心，休息或含服硝酸甘油等不能缓解时应考虑急性心肌梗死的可能。心电图有 ST 段弓背向上的抬高、T 波高耸或倒置及异常 Q 波时可诊断为心肌梗死。

三、影像学表现

对于本病影像学检查方法的选择，X 线是一种辅助方法，仅对左心衰竭、心室壁瘤、室间隔破裂和(或)乳头肌断裂，功能失调的诊断及心肌梗死病情和预后的估计有一定的价值。CT，尤其是多层螺旋 CT，对冠状动脉钙化的测定，利用血管重建技术，对于冠状动脉主干及大的分支显示有用，有替代血管造影的趋势。超声心动图、MRI 及核素显像等对心肌功能的测定，PET 对鉴别心肌坏死与心肌“冬眠”上均有重要的临床价值。冠状动脉造影对明确冠状动脉狭窄程度、部位和范围及侧支循环等方面，至今仍是首选方法，可为 PTCA 和 CABG 的治疗提供信息，尤其是介入治疗的普遍开展，诊断明确即可进行治疗，因此作用巨大，必要时应作为首选方法。

(一)超声

1. 明确诊断依据

(1)无症状性心肌缺血，2DE 和(或)负荷超声心动图可出现室壁节段性运动不良，部分可见冠状动脉狭窄征象。

(2)心绞痛，大多数患者在 2DE 探查时，可见心肌节段性运动不良，尤其是在发作期，部分需做运动试验才能明确诊断。

(3)心肌梗死，急性心肌梗死局部室壁运动减弱、消失甚至矛盾运动，室壁回声减弱，主动脉及左房室瓣开放幅度变小，左心室形态异常，未受累心肌节段运动增强。陈旧性心肌梗死区室壁变薄，回声增强，运动减弱，瘢痕区与正常心肌界限清楚。

2. 定量诊断

(1)收缩期室壁向心运动异常，目测定性分析。①运动正常：收缩期心内膜向心运动幅度＞5mm，室壁增厚率＞30%。②运动减弱：收缩期心内膜向心运动幅度为 2～4mm 或较正常室壁减弱 50%～70%，多见于不同程度的心肌缺血。③运动消失：收缩期心内膜向心运动幅度＜2mm，多见于急性心肌梗死区及陈旧性梗死瘢痕区。④矛盾运动或反向运动：收缩期室壁向外运动，见于急性心肌梗死坏死处及室壁瘤膨出处。⑤运动增强：比正常节段运动增强，见于急性心肌梗死时的未受累心肌。

(2)室壁运动的定量分析：如彩色 Kinesis 技术、组织多普勒成像(TDI)、心肌声学造影技术等。

(3)检查可逆性心肌缺血，应用曲线解剖 M 型、QTVI 技术、实时心肌造影技术以及低剂量多巴酚丁胺负荷超声心动图诊断心肌缺血的范围，判定存活心肌的范围，估测心肌梗死的危险度。

（二）X线

隐性心绞痛者，心影一般无改变，少数患者透视观察左心缘有局限性搏动减弱或消失；急性心肌梗死时，可有左心室增大，或以左心室增大为主的全心增大，并出现左心衰竭征象。①肺门影增大、模糊，上肺野血管纹理增粗，肺透明度减低。②间质性肺水肿征，中下肺野呈网状结构阴影，有的出现少量胸腔积液。③可伴肺泡性肺水肿征象为心肌梗死后综合征，在心肌梗死后数天发生，可反复发作，表现为心包炎、肺炎和胸膜炎；心室壁瘤，左心室壁局限性凸出或左心缘不规则，透视局部有反常运动，心室壁可出现钙化或与纵隔心包粘连征；室间隔穿孔，在肺淤血的基础上出现肺出血现象，心脏逐渐增大，肺动脉段突出；冠状动脉、主动脉可有钙化纡曲。

（三）CT

可发现沿冠状动脉走行的斑点状、条索状、不规则轨道形成，或整条冠状动脉钙化灶，多层扫描模式的扫描可用于分析左心室整体和节段功能，还可分析右心室功能，利用重建技术尚可显示冠状动脉大分支的情况。

（四）MRI

心肌梗死患者常采用SE脉冲序列横轴位和短轴位像，可全面显示病理改变。MRI可用于评价心功能，室壁运动状态，显示室壁瘤或室间隔破裂等并发症。急性心肌梗死可进行Gd-DTPA增强以提高病变的显示率。心绞痛的患者，可以应用造影增强结合快速扫描技术评价心肌血流灌注和鉴别心肌活力。还可以采用静息MRI药物负荷或运动实验，显示心肌缺血。冠状动脉磁共振血管造影一般显示冠状动脉长度为三主支的近端至中段。对＞50%的冠状动脉狭窄可做出判断。

（五）冠状动脉造影

目前仍为冠心病诊断的“金标准”。病变段有狭窄或闭塞，管腔不规则或有瘤样扩张。侧支循环形成发生于较大分支的严重狭窄或阻塞。狭窄近端血流缓慢，狭窄远端显影和廓清时间延迟；闭塞近端管腔增粗及血流改道，闭塞远端出现空白区和（或）逆行充盈的侧支循环影。

（六）放射性核素

核素显像采用单光子发射型断层显像仪（SPECT）。心肌灌注显像负荷试验对冠心病心肌缺血、梗死的检测、愈合评估及治疗方案的选择均有一定的临床价值。该方法简便，对患者无痛苦，有利于冠状动脉腔内成形术（PTCA）或冠状动脉搭桥术（CABG）后随访，可以动态观察左心室心肌血流的恢复情况以及再狭窄所致的心肌再缺血。而18F-脱氧葡萄糖（FDG）正电子发射型断层仪（PET）心肌代谢显像是鉴别存活心肌与坏死心肌的“金标准”。

四、诊断与鉴别诊断

（一）诊断要点

（1）CHD患者常有阵发性胸痛，多为胸骨后疼痛，亦可累及心前区或放射至左臂；常与劳累、情绪变化等有关，疼痛持续短暂，舌下含硝酸甘油或静息几分钟后缓解。发生左心衰竭时可有呼吸困难、咳嗽、咯血及夜间不能平卧等；严重者可猝死。

（2）体检在心绞痛未发作时，一般无异常，发作时可闻及第三心音或第四心音；在有室间隔破裂或乳头肌功能不全时，可于胸骨左缘第3—4肋或心尖部闻及粗糙的收缩期杂音。

(3)心电图示ST段压低或升高和(或)T波倒置，可为室性早搏，左束支和左前分支阻滞或心肌梗死等病变。

(4)结合上述影像学表现，多可做出明确诊断。

(二)鉴别诊断

急性心肌梗死应与主动脉窦瘤破裂、急性心包炎、肺动脉栓塞、非心源性胸痛等相鉴别，心肌梗死并发心力衰竭时应与扩张型心肌病进行鉴别。

参 考 文 献

[1]陈星荣，陈九如. 消化系统影像学[M]. 上海：上海科学技术出版社，2010.
[2]周纯武. 放射科诊疗常规[M]. 北京：中国医药科技出版社，2012.
[3]李羲，张劭夫. 胸部 X 线征：影像表现与临床意义[M]. 北京：化学工业出版社，2012.
[4]郑穗生，刘斌. 医学影像疑难病例解读[M]. 合肥：安徽科学技术出版社，2013.
[5]袁会军，赵明祥，曹俊华. 现代影像基本知识[M]. 西安：第四军医大学出版社，2010.
[6]吉强，洪洋. 医学影像物理学[M]. 3 版. 北京：人民卫生出版社，2011.
[7]栾维志，张云亭，于兹喜. 医学影像检查技术学[M]. 3 版. 北京：人民卫生出版社，2014.
[8]白人驹，张雪林. 医学影像诊断学[M]. 3 版. 北京：人民卫生出版社，2013.
[9]杨莉，刘俐. 现代心脏超声诊断学[M]. 广州：中山大学出版社，2010.
[10]郭佑民，陈起航，王玮. 呼吸系统影像学[M]. 上海：上海科学技术出版社，2011.
[11]许茂盛. 医学影像学[M]. 北京：清华大学出版社，2012.
[12]华佳. 腹部影像解剖图谱[M]. 上海：上海科学技术出版社，2010.